法医学者の使命

「人の死を生かす」ために

吉田謙一
Kenichi Yoshida

岩波新書
1890

はじめに

二〇二〇年六月、米国で白人警察官が、一人の黒人男性を拘束するため、頸部《けいぶ》を一〇分近く踏みつけている動画が世界に配信され、世界的な人権擁護運動と警察批判に火をつけた。死因は、誰もが頸部圧迫による窒息死と思ったであろうが、注意を要する。米国の警察官は、ネックホールドという柔道の締め技のような逮捕術をよく使う。V字型の腕で、気管を圧迫せずに、左右頸動脈を圧迫することで、脳血流を一時的に遮断し、失神する（落ちる）と圧迫を緩め、窒息を避けるので安全と考えられている。しかし、薬物等の影響下、興奮し暴れている人に使うと急死する事例が少なくなく、身体拘束による突然死（拘束関連突然死）として知られている。したがって、頸《くび》を絞めている時に急死したからといって死因は窒息死とは限らない。また、身体拘束と同様、暴行、事故、過労、医療等の〝行為〟が〝心理ストレス〟を生じ、これが急性心筋梗塞等による突然死の〝誘因〟となることがある。

しかし、頸部圧迫による窒息死の死体所見は、急死全般の死体所見と、専門家でも区別できないことがあるため、法医鑑定や刑事裁判において、しばしば、窒息死と突然死が混同されている。このように、科学的根拠から正しい法的判断を導くためには、様々な疾患や病態が、どのようなストレスにより、どのように突然死を惹起《じゃっき》(ひき起こす)するか、どのような法的問題を生じるか、について理解する必要がある。その理解を助けるのが、本書の第一の趣旨である。

法医学の役割は、〝異状死〟の死因を解剖・検査を通して究明し、法的判断の根拠を提供することにある。〝異状死〟とは、病状の悪化を医師が観察し、臨終を看取って死亡診断書を交付できる〝自然死〟以外の全ての死である。その死に関して法的問題が生じる可能性があるため、第三者による公的死因究明を要する。何より、死因は、科学(医学)的根拠、客観的事実に基づいて診断しなければならない。

しかし、法医学者は、死亡状況、背景因子等についてよくわからないまま、死因を決定するよう求められることが少なくない。法医学者は、また、暴力や事故の被害の後、救急医療を経て死亡する事例、業務上過失致死傷が問われる医療事故事例を解剖することもある。私自身は、医療に関連した法医解剖を誰よりも多く経験し、また医療関係者からの厳しい批判に耐えなければならない時代を東大法医学教室で過ごした。そのため、医療、既往症、薬毒物について多数の文献を読み、使える検査法、意見を聞ける専門家を可能な限り探し、解剖室に専門家を呼び、多くの専門家が参加する事例検討会を開いて、鑑定書を作成する試みをしてきた。その後、再審事件の裁判記録や鑑定書を見てほしいと頼まれるようになった時、医療、既往症、薬毒物ばかりか、解剖に関しても、法医学者が観察、検討、意見聴取を十分行わないまま鑑定している例が少なくないことを知った。法医学者は、警察官、検察官、裁判官に確かな証拠を提供するために、鑑定上の知見について十分検討し、文献を調べ、第三者専門家の見解を活用し、必要な検査や実験を行う等の工夫と努力を求められる。この点について、自験例や判例を基に解説するのが、本書の第二の趣旨である。

“異状死”→死因究明の対象

自然死 Natural death	異状死 Unnatural death
生物学的死・個体死	社会的死・法的死
誰もが納得できる	誰かが納得しない？
患者・医師間で処理できる	患者・医師間で処理できない
届け出なくてよい死	届け出るべき死
臨床医・病理医が診断	法医・第三者が検案・解剖・鑑定

殺人、傷害、事故（業務上過失）が疑われる事例は、警察・検察が法医学者に司法解剖による鑑定を嘱託する。法医学者は、解剖、検査の結果をもとに、鑑定書を作成し、委嘱者に送付する。警察は、鑑定書と捜査情報から犯罪死と判断した場合、「見立て」に従って捜査を進め、「犯罪事実」を〝調書〟の形で文章化する。この過程

で、被疑者の身柄を拘束し、自白を強要する日本の捜査手法は、厚生労働省の村木厚子局長(当時)の冤罪事件で、人権問題として世間の耳目を集めたが、それ以上に、法執行官や裁判官が、事実認定を軽視し、証拠を隠蔽・捏造することさえあるほうが深刻である。捜査資料が警察から検察に送致(「送検」)され、検察官が起訴すれば、刑事裁判が開かれる。この過程で調書化された事柄は、十分な根拠を示さなくても「事実」と同等に扱われ、起訴後には、検察ばかりか裁判所までもが、事実認定の妥当性を十分検証しない傾向が常態化している。

科学の現場では、観察を基に仮説が立てられる。仮説が、捜査上の「見立て」と違うのは、その仮説が客観的な事実や他の科学者の実験により検証され、同じ領域の専門家集団が正しいと認めることが求められる点にある。もし、一人の専門家が仮説に疑問を感じた場合には、再検証により、真実か捏造かを検証し、反論を公表できる。そして、検証のためには、仮説の前提となる事実や実験条件を客観的かつ正確に記載し、検証に必要な材料を保存し、提供することが求められる。そして、科学に関する情報は、原則、公開される。新型コロナウイルス感染症を例にとると、感染状況をもとに日本の専門家が「三密」仮説を提唱し、保健所が感染者・濃厚接触者の行動を分析することで「三密」仮説が検証された。さらに、マスク着用、対人間隔保持、外出自粛といった対策によって感染者が減少したことが、仮説の実証を補強した。

ところが、刑事捜査や裁判においては、起訴の前提となる犯罪事実、鑑定書や血液を含む証拠は、公開や提供が制限され、誰にも真相が見えない。また、犯罪事実や証拠に関する判断の誤りを指摘する科学的な検証や反論が根拠もなく無視、または、無力化されている。

国連拷問禁止委員会において、モーリシャス代表に「日本の刑事司法は、中世並みである」といわれ、各国代表の失笑に立腹した当時の日本代表がシャラップと叫んだことが示す大国〝日本〟の刑事司法の前近代性は、実は、当事者の人権問題ばかりでなく、科学的根拠に基づく事実認定が軽視されていることにある。本書の第三の趣旨は、刑事司法の制度上、科学的・客観的根拠に基づく事実認定が求められていない問題の所在、対応を伝えることにある。

私は、まだできたばかりの愛媛大学医学部の学生時代、俳句部で親しく接した基礎医学の教官たちに、実験や論文抄読会に誘われ、卒業間近には、「患者と話ができないから、医者向きでない」といわれ、一九七九年、誘われるまま法医学教室の大学院生となって、木村博司助教授(後、久留米大学教授)の指導を受けながら、独力で論文を書ける一人前の研究者になりたいと願い、論文を読み・考え・実験し、結果に一喜一憂する毎日を六年間続けた。

病態生理学・生化学的研究手法を用いた虚血性心疾患やストレスによる突然死に関する実験

研究の業績が認められ、四五歳で東大法医学教室の教授となった。四月に赴任早々、二月に発生した「都立広尾病院事件」(後述6章)を端緒とする医療事故に対する刑事司法・法医学の介入を批判する医療界のバッシングに直面した。また、犯罪被害者遺族への説明が許されないことに対する弁護士や遺族の苦情に直面した。法医解剖の四分の一以上は救急医療を経た事例であり、既往症や診療経過を知り、医療関係者に助けてもらわないと、死因を決定できない。逆に、医療関係者に解剖情報をフィードバックできないことへの批判にも直面した。多くの批判に対応していく中で、いくつか成功した試みがあり、関係者にも喜ばれた。その後、六〇歳で東大を退官し、東京医大に移った後、冤罪事件の再鑑定の依頼を断れず、引き込まれていく中で、刑事司法に関する問題の深刻さを知った。

本書の第四の趣旨として、私が、実験研究者としての視点を持って、特に、医療関連死の解剖、鑑定等に従事した経験から気づいた、法医鑑定、刑事司法の問題点を示し、私の対応・トライアルを紹介したい。さらに、法医学者と刑事司法の担当者が正しく判断して冤罪を防ぎ、社会と人権に貢献するには、何が必要かを読者と一緒に考えてみたい。

本書の構成は、以下のとおりである。

Ⅰ　なぜ、死因を誤るのか？——死因究明制度の落とし穴
Ⅱ　突然死はどのように発生し、何をもたらすか
Ⅲ　医療事故と刑事裁判
Ⅳ　どうすれば、冤罪を防止できるか

読者に、法医学、刑事司法、刑事裁判の実情を理解していただき、事故・犯罪の見逃しと冤罪を防止し、事故・事件の再発防止と国民の人権の擁護のため、死因究明がいかに重要かを理解していただけると幸いである。

目　次

I　なぜ、死因を誤るのか？——死因究明制度の落とし穴

1章　警察官の見落とし（誤認検視）の背景にあるもの

　正しい死因の究明は、死者や関係者の人権を守り、法的責任を判断する鍵を握る。テレビのニュースでの事件報道のなかで、「警察が（死因を）詳しく調べている」というコメントを耳にする時、まさに犯罪捜査のため〝司法解剖〟が行われている。ところが、警察が、法医学者に解剖依頼を怠ったため、犯罪死を見逃すことがある。誤認検視による犯罪死の見逃し事案は、発覚した事例だけでも、一九九八（平成一〇）年以降、五四件ある。そのような〝誤認検視〟が注目されたケースとして、相撲部屋事件を紹介する。

ケース1（相撲部屋事件――法医解剖の役割1）　二〇〇七年夏、相撲部屋を脱走した一七歳の新弟子に、親方が兄弟子たちに暴行を加えさせ、翌日も暴行の後、「ぶつかり稽古」を約三〇分させているうち、心肺停止状態となり、搬送先の病院で死亡した。医師は、死後撮影したコンピュータ断層撮影（CT）画像より急性心不全と診断し、A県警は、死因を虚血性心疾患と発表して、解剖を行わなかった。両親は、親方の「息子の外傷は、稽古中のもの、マリファナを使用していた」等の発言に不審感を抱いた。郷里のＢ県警に相談した結果、承諾解剖が行われて、暴行による死亡と発覚した。血液検査により、死因は、筋挫滅症候群《きんざめつしょうこうぐん》と診断された。これは、外傷により筋肉内から血中に漏れたミオグロビン(酸素を結合・貯蔵する筋蛋白質。腎毒性がある)が腎障害を、カリウムが不整脈を惹起する病態である。本件では、師匠と兄弟子二名が起訴され、二〇一一年、最高裁にて実刑判決が確定した。

日本の死因究明制度と問題点

このケースにおいては、警察、救急医とも、外傷を見て、ぶつかり稽古のためと軽く考え、ＣＴを実施した上で、「脳出血がないので、虚血性心疾患であろう」と思い込んだと考えられる。「虚血性心疾患」とは、一般に狭心症や心筋梗塞と臨床診断される疾患に相当する法医学実務上の診断名である。心臓に血液を供給する冠動脈が、動脈硬化により内腔が狭くなる等の結果、心筋が必要とする血液量が供給されない状態(これを「虚血」と呼ぶ)となるため発症する。

しかし、遺族が出身地の警察に死因究明を望んだので、「承諾解剖」が行われた。その結果、法医学者の指摘によって事件が発覚し、正しく死因を究明できたのである。

本件は、警察が解剖の要否を判断する制度、そして、死後画像診断の限界を示している。また、イギリス・アメリカ型の法体系を採用している英米法圏諸国と異なり、日本では法医解剖等による公的死因究明が必要な「異状死」が法に明記されておらず、法医解剖率が低い。英米法圏諸国では、このようなケースは「管理下の死亡」と呼ばれ、警察署・拘置所・精神病院・学校・保育所等、管理下におかれた人が予期しない死亡を遂げた場合には、「異状死」として法医解剖が広く行われている。相撲部屋は、親方が、多数の力士の生活・健康を管理する団体であるから、若い力士の死は、管理下の死亡であり、解剖による公的死因究明の対象とされなければならない。

検視とは、警察官が、死体を観察して所見を記録し、死者の病歴、生前の生活状況、死に至る背景等、死因、死亡日時、身元、犯罪性等を判断するのに必要な事情聴取その他の捜査を行う手続きである。法律上、検察官が行うことになっているが、ほぼ全て所轄警察署の警察官が代行している。病院内、あるいは、在宅診療継続中の患者の病状が悪化し、かかりつけ医が生前死後に関わらず患者を診た場合、死亡診断書が作成される。しかし、病院の外で死亡しているのを発見された人、救急搬送された後に死亡した初診患者等は、検視の対象となる。検視結果報告書は、死体や現場の画像(写真)とともに警察本部に送られ、これを見た検視官(刑事調査

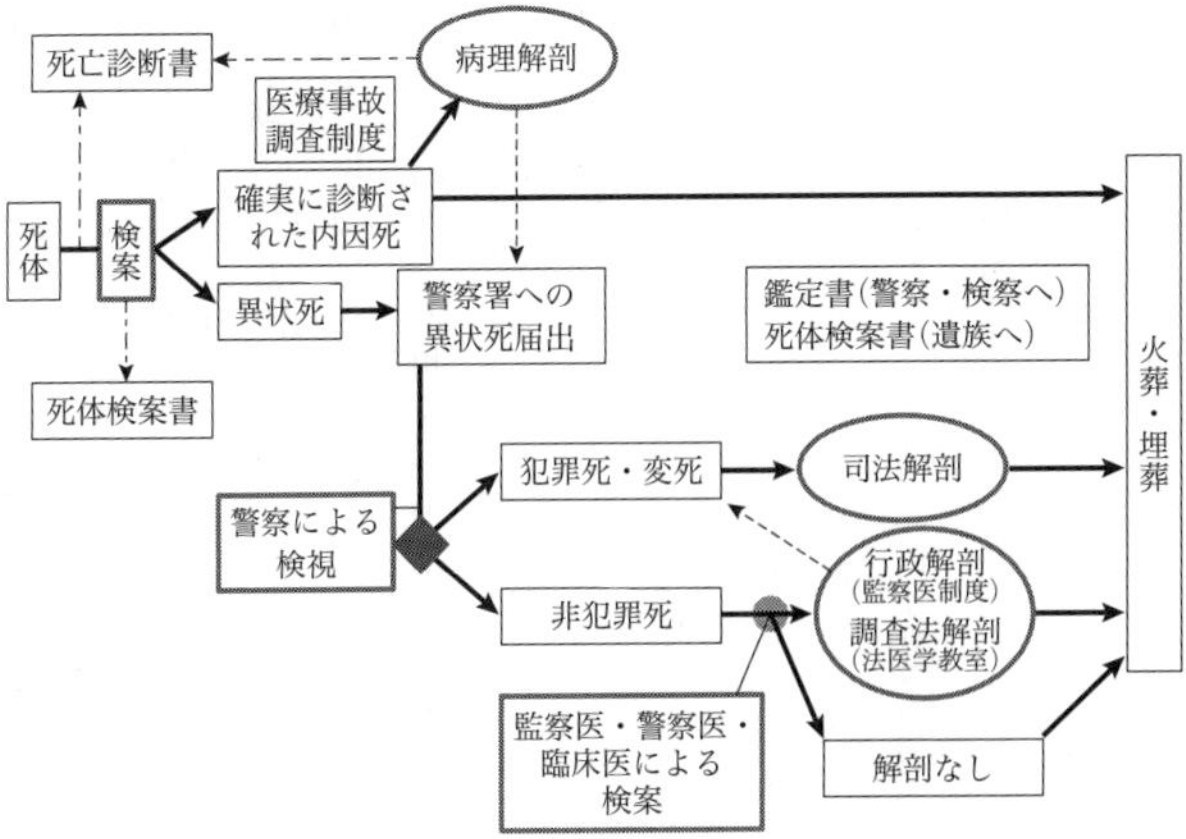

日本の死因究明制度のフロー

官）が必要と判断した場合、刑事訴訟法に基づく「司法解剖」、または、死因身元調査法（警察官が取り扱う死体の死因又は身元の調査等に関する法律）に基づく「調査法解剖」が行われる。なお、監察医制度のある地域では、警察が解剖をしない場合でも、監察医が「検案」をし、必要と判断した事例に、「行政解剖」が行われる（後述）。

司法解剖では、犯罪や事故を疑う事例等に対して、警察・検察（東京都）が、法医（学者）に、裁判所が交付した鑑定処分許可状、及び、鑑定嘱託項目を記した鑑定嘱託書を示して委嘱し、解剖した法医が鑑定嘱託項目に答える形で鑑定書が作製される。いっぽう、「調査法解剖」は、死因と身元の調査のため、警察が必要と判断した事例について行われる。司法解剖実施に伴う煩雑な手続きを避け、法医学の人材難に対応して、多くの解剖を行うことで、誤認検視を防ぐ意義がある。従来行われていた「承諾解剖」の代わりに、遺族の承諾をえる必要なく行われる。

誤認検視五四件のうち、死因の判断を誤った事例が二九件、死因は正しいが犯罪を見落とした事例が二五件ある。一般に、警察が解剖を行う一義的な目的は、犯罪の捜査と見逃し防止である。しかし、ケース1のように、犯罪捜査目的でなく、遺族の不審の解消のため承諾解剖を行った結果、犯罪死が明らかになるようなケースは少なくない。二〇一九年度、警察が取り扱った異状死事例一六万七八〇八（全死亡の一二・二％）のうち、法医解剖されたのは一万九三二三件（一一・五％）、内訳は、司法解剖八二四三、調査法解剖三一六七、行政解剖等七九一三であった。総死亡数一三八万一〇九三に対する解剖率は、一・四％である。英米法圏諸国の多くでは、日本の一〇倍以上、北欧圏諸国では、もっと多数の法医解剖が行われている。可能な限り多く法医解剖を行うことが、誤認検視の防止に役立つが、日本では、法医の人材難から、解剖可能数に限りがある。当然、解剖医や解剖の質も重要である。

死因究明担当者には、専門性が求められる。ところが日本において、死因究明のため警察官を指揮する検視官は、通常、東京で三か月ほどの研修を受けた後、各都道府県に戻って二〜三年程度、検視官の任に当たる例が多い。また、現場の検視担当者は、所轄警察署の強行犯（殺人・傷害事件等の犯罪)捜査担当の刑事である。これに対して、英米法圏諸国の死因究明は、原則終身職の専従者が当たる。法曹(コロナー)、または、法医病理医(メディカルイグザミナー、米国都市部等)が死因究明を指揮し、死因究明のための調査や関係者への対応は、看護師等の医療職経験者を多数含む専従捜査官によって行われている。これについては後で詳しく触れる。

監察医や解剖医が犯罪死を発見したケース

死因の究明は日本国内においても、地域差がある。監察医制度が施行されている地域は、東京二三区、大阪市、神戸市(近郊を含む)に限られ、日本の人口の一割程度の住民しか恩恵を受けていない。監察医は、警察が非犯罪死と判断した異状死体を見て、死因、死亡時期等の判断をし、死体検案書を交付するが、必要と判断した場合、解剖を行える。非常勤監察医として、私自身、次のようなケースに遭った。

ケース2(誤認検視扼殺例——監察医検案の役割)　中年女性が自宅の布団の上で、死亡していた。検視官が、現場に「臨場」(出向)し、犯罪性がないと判断したために、監察医の検案に委ねられた。検案中、顎に擦過傷、前頸部に白い帯状の「蒼白帯」が見えた。検視官に司法解剖を勧め、その日の夜、司法解剖を行った。頸部の筋肉内の出血から、手で首を絞めた「扼頸《やくけい》」による窒息死と判明、その後の捜査により保険金殺人と判明した。

そもそも、監察医が検案するのは、警察が犯罪死でないと判断したからである。扼頸は、紐で頸を絞める絞頸《こうけい》に比べると、頸部圧迫の痕が明らかでなく、注意しないと見落としてしまう事例がある。検視官は、虚血性心疾患による突然死と思ったのかもしれない。

死体の外傷が明らかでない場合（実際には見落としている）、あるいは、周囲に事件を示唆する状況がない場合、警察は、「事件性なし」と判断し、解剖しないことが多い。しかし、一見、突然死に見える事例でも、地道に法医解剖をしている地域では、殺人を見破ることがある。一例を紹介する。

ケース3（トリカブト保険金殺人事件——法医解剖の役割2）　一九八六年、新婚旅行のため那覇空港に着いた夫は、乗り物酔いに弱い妻にカプセルを渡した。妻のみ石垣島に飛び、ホテルに到着した直後、発汗、悪寒、四肢麻痺を訴え、救急搬送先で診療経過中、心電図異常を認めた後、死亡した。那覇から出張して、現地で解剖した法医学助教授A（後、日本医科大学の大野曜吉名誉教授)は、急性心筋梗塞と診断した。その後、男は、妻にかけた高額の生命保険の支払いを拒否した保険会社を訴え、勝訴した。しかし、控訴審段階で、解剖医が中毒死の可能性を指摘し、警察は保険金殺人の疑いで逮捕した。解剖医Aは、心臓に対する作用からトリカブト(植物名)毒を疑い、保存血の検査を薬学者に依頼・実施した結果、予想どおりトリカブトの毒が検出された。その後、警察の捜査情報から疑われたフグの毒も検出された。心収縮を制御するナトリウムチャネル(後述)に相反する作用のある二つの毒のうち、トリカブト毒の心毒性による死亡と推定された。最高裁は、保険金殺人と認定した(二〇〇〇年二月二一日)。

事件現場となった沖縄県では、死因究明のため、突然死に見えるような事例に対しても承諾解剖を数多く実施していた。一般に、犯罪性は、死亡直後には判明しないことが多いが、解剖は一度しかチャンスがない。理由は何であれ、法医解剖を行い、血液等を保存することが犯罪見逃し防止の鍵を握る。なぜなら、法医解剖では、血液等が冷凍保存されるため、本件のように不測の事態に対応して薬毒物を検査できるからである。

ケース3の被告人が、新婚旅行先に沖縄県を選び、解剖医Aが法医解剖を実施したことが、事件の暴露につながった。このように、法医解剖の実施、及び、法医の適切な判断力が死因究明と死因誤認防止の鍵を握っている。本件のように、一見、突然死に見え、診療経過中（心電図異常）、及び、解剖後にも心臓突然死が示唆されても、異状死届出をして法医解剖する地域だからこそ、犯罪を見破ることができたのである。なお、この被告人は、最初の妻を突然死で失った後、二番目の妻に高額の保険金をかけて、〝突然死〟させた後、保険金を受け取っていた。法医学では、二度あることが、三度ある。米国で、同じ母親の赤ちゃんが何度も続けて突然死したと思われていたが、長い年月を経て、検察官、法医の執念から殺人を暴いたケースが複数知られている。

2章　臨床医の判断（検案）が死因究明の出発点
——一酸化炭素（CO）中毒事件を例に

異状死届出と法医解剖の重要性

医師は、死体を検案して異状を認めた時には、二四時間以内に所轄警察署に届け出なければならない（医師法二一条）。「検案」とは、医師が死体を外表から観察し、既往症、死亡状況と合わせて、死因、死亡時刻等を判断し、死体検案書を交付することを指す。現在は、CTを用いる検案も多数行われている。検案には二種類あり、警察が検視後、犯罪と無関係と判断した後、依頼された監察医、警察医等の医師が行う検案と、臨床医が自ら診療中の患者が死亡した後、異状死として、警察に届け出るか否か判断する検案とがある。その判断が困難な事例が多いことが、多くの医師に認識されていない。私は、医学部における法医学教育において最も重要な課題は、医師が臨床現場で異状死を見逃さないよう、典型例の発生状況と所見、注目すべき点を教えることであると考えてきた。

医療現場には、トリカブト事件のように、虚血性心疾患による突然死と症状が似た外因死事例が多数隠れている。外因死とは、自殺、他殺、事故、熱中症等、病気以外の死因による死亡のことである。異状死届出と法医解剖は、そのような外因死の誤診・見逃し、ひいては、犯罪の見逃しを避けるため、必須である。私は、自身が法医学に長年携わってきた中で、解剖によって予想外の死因等を見つけて驚き、異状死届出と法医解剖の重要性を学んだ経験を広く伝えたいと思っている。次のケース４は、同じような誤診を多数見逃していると思われる典型例である。

ケース４（入浴中一酸化炭素中毒１）　冠動脈バイパス手術後の心筋梗塞高齢患者が浴槽内で倒れているのを発見され、救急車は手術を受けた病院に運んだ。治療の甲斐なく死亡し、心筋梗塞と診断され、翌日、病理解剖を行う予定であった。葬儀のために上京し、父親の自宅である都営住宅に泊った長男が、父親と対面した後、解剖を始める予定であったが、予定時刻に現れないため、警察が探すと、父親と同じ浴槽内で死亡していた。親子に司法解剖が行われ、急性一酸化炭素中毒と診断された。カルテを見ると、救急入院時の血中一酸化炭素へモグロビン（ＣＯＨｂ）が致死濃度であったが、見逃されていた。浴室に一酸化炭素（ＣＯ）が一充満したのは、業者がガス器具の吸入・排出ダクトの接続を誤ったためと判明した。

ケース4では、医師が一酸化炭素中毒を疑い、血液検査の値を確認するか、異状死届出をして、監察医に検案を委ねていれば、第二の被害者は出なかったはずである。同様の（医師の）誤認検案や（警察の）誤認検視は少なくない。反対に、検視官が「怪しい」と感じて解剖を指示し、殺人を暴露した事件もある。その事件では、やかんが突沸してガスコンロの火が消え、寝ていた女性が都市ガス中の一酸化炭素（注・現在の都市ガスには含まれていない）を吸った事故死の状況が偽装されていた。実際は、男二人が女性を押さえつけ頭に袋をかぶせて、ガスチューブを突っ込んだ保険金殺人であった。

一酸化炭素中毒は、中毒死の王様というべく、最多の中毒原因である。乗用車内の練炭自殺は、頻発しているが、偽装殺人にも利用されうる。死因ばかりでなく、死亡状況から事故、自殺、他殺等、死の態様についても、安易な判断に流れないことが求められる。

一酸化炭素は、赤血球が含む酸素運搬蛋白であるヘモグロビンに、酸素の二〇〇～三〇〇倍強く結合し、COHbとなって酸素の結合を阻害し（低酸素血症に陥る）、鮮紅色になる。そして、COHbを多く含む血液は鮮紅色に見える。仰向けの死体の背中の方に血液が就下《しゅうか》（血管内を低位部に移動)する「死斑」が鮮紅色に見えることから、法医や監察医が見れば、すぐに一酸化炭素中毒に気づいたはずである。

見るべきは死体だけではない

この事件の新聞報道を見て、慶應義塾大学の柳田純一名誉教授から電話をいただいた。事情を伝えると、「検案は、死体だけでなく、お風呂も見るものだ」といわれた。私は、入浴中の死亡の場合、警察官に、「ガス器具の不具合を確認したか」と聞くことが多い。このように、医師は、検案する時、死体所見、既往歴に加えて、死亡状況や死者の背景を漏れなく聞いて、異状の有無を判断しなければならない。これが、実に難しい。柳田氏は、非常勤監察医として自ら検案した時の死因と、解剖後の死因と比べた結果を学会で発表されたことがある。それによると、①病名的中率約六〇%、②病死を外因死と判断した率約一五%、③外因死を病死と誤判した率約五%であった。②は、病的発作により転倒して、外傷を負ったが、死因は外傷死でなく、転倒原因である疾病による死亡と判断されたような事例である。③は、ケース1～4のような事例であり、日本の年間異状死数を考慮すると、数千件、外因死を病死と誤判していることを示唆している。柳田氏のような経験豊富な法医学者が、自慢ではなく、解剖を通して白らの誤認を知ったと告白された意義は深い。

ケース4で、仮に、父親の死後、異状死届出が行われていたら、どうなっただろうか？　監察医が検案時、死斑の紅さから一酸化炭素中毒を疑い、警察官にガス器具について尋ね、真相を突き止めたと思われる。次に、父親が病理解剖されていたら、どうなったか？　病理医は、「心筋梗塞」と診断したと思われる。そもそも、病理解剖の目的は、病死を前提とした死因究明、医療の評価であって、一酸化炭素中毒を疑って、血液を保存し、検査することはない。

本件のように、病院に到着した時には心肺停止状態だった場合、心拍・血流再開までの時間が長いと、心拍・冠血流が再開した後、心電図異常や(心筋梗塞マーカーである)血中トロポニン値上昇等を示し、心筋梗塞と区別できない虚血再灌流《さいかんりゅう》障害(心肺停止による虚血後、心拍再開による血流再開が惹起する心筋障害)に陥ることが多い。父親には、心筋梗塞の既往症があったため、臨床医は、疑うことなく心筋梗塞と診断したのであろう。このような事情から、臨床医に、一酸化炭素中毒を虚血性心疾患と誤診しないように警鐘を鳴らす論文は少なくない。臨床医は、中毒死全般について、虚血性心疾患等による病死と誤る危険を常に念頭において、患者を診る必要がある。

かつて、あるメーカー製のガス器具の不具合による一酸化炭素中毒の事故死が連続発生したことがある。この事件は、行政解剖でひとりの被害者の死因がわかり、発覚した。しかし、手違いから、遺族が真相を知ったのは、数年後であった。私には、入浴中の一酸化炭素中毒死事例を解剖した後、警察の捜査を通して、再発防止の対応につながった経験がある。

ケース5（入浴中一酸化炭素中毒2）　四〇歳代の男性が入浴中、倒れているのを発見され、山口大学病院の救急部に搬送された。当初、心疾患を疑っていたが、半日後、ＣＴ検査を実施したところ、一酸化炭素中毒者に特有の脳の両側基底核病変（大阪大学の救急医が発見）を認めたことから、入院時の血液検査を見直し、一酸化炭素ヘモグロビン（ＣＯＨｂ）の値が高いことを確認した。死亡後、生体侵襲医学講座救急部門の前川剛志教授（当時）は、一酸化炭素中毒死は確かであるが、病変の分析のため、異状死届出をした上で、遺族の承諾をえて、同講座法医学部門の私に病理解剖を依頼した。解剖後、私が、警察に、死因が急性一酸化炭素中毒であることを伝え、原因の捜査を依頼したところ、市営住宅のガス器具の不具合によることを突き止めた。その後、市役所は同じ団地のガス器具を交換したという。

法医学の研究がもたらした一酸化炭素の新知見

日本の死因究明制度は、個別の犯罪捜査に偏するあまり、事故の再発防止のような公衆衛生的な視点が欠けている。余談であるが、前川教授と私はこの事例の脳を保存し、当時、注目が集まっていた〃神経細胞死〃について生化学と組織学の手法を用いて調べ、論文発表した。その後、救急・法医学共同で動物実験を行い、一酸化炭素中毒における神経細胞死を研究した。その結果、低酸素脳症に対する低体温療法の実績のある救急部が、改めて一酸化炭素中毒に対する低体温療法の有効性を示すことができた。

一酸化炭素は、濃度によって毒にも薬にもなる。この時期、慶應大学医学部の末松誠・生化学教授によって、一酸化炭素は生体内でヘモグロビンの代謝産物として発生し、肝血流を維持する等、生体機能を制御する「気体生体機能調節因子」として注目されはじめていた。末松先生は、柳田先生の法医学の講義から一酸化炭素に興味を持たれたそうである。いっぽう、自動車の排ガスに含まれる一酸化炭素が虚血性心疾患の発症率を高めるという疫学研究もあった。

一般に血中一酸化炭素ヘモグロビン(COHb)の致死濃度は、六〇〜七〇％以上と考えられているが、高齢者ではCOHb四〇％以下での死亡例も多い。次のような事例の再鑑定を依頼された。なお、死因が災害死の場合、病死の場合の二〜三倍の保険金が支払われる「災害時特約」があるため、事故死か病死かが争われる事例が少なくない。

ケース6（保険絡みの一酸化炭素中毒）　住宅のボヤ現場から救急搬送された高齢者女性の入院時血中一酸化炭素ヘモグロビン（COHb）が三三％であった。その後の治療にもかかわらず死亡し、司法解剖執刀医は、死因を急性一酸化炭素中毒と鑑定した。救急隊の酸素吸入を考慮すると、COHb値は、現場で四〇〜五〇％程度以上あったと推定された。ところが、保険会社の協力医は、死因を既往症である僧帽弁閉鎖不全（心不全を生じる弁膜症の一種）による病死と診断した。私は、高齢者に多い「冠動脈硬化症（虚血性心疾患）があれば、より低濃度の一酸化炭素でも死亡するか」を調べるため、調査数を確保できる高齢者火災死亡例を集めて検討した。その結果高齢者は、血中COHb値が低い傾向があるが、冠動脈硬化の存否とは明らかな関係がないことから、高齢者の血中COHbの低値傾向は、心疾患によるというより、加齢に伴う諸臓器の一酸化炭素抵抗性の低下によると解された。この調査の結果を踏まえて、私は、死因は急性一酸化炭素中毒であると再確認し、既往症である僧帽弁閉鎖不全について、死への寄与を否定はできないが、死因とはいえないと鑑定した。

当時、一酸化炭素には、心筋細胞に障害を惹き起こす作用と血管（冠動脈）を拡張する作用があると考えられていた。そこで一酸化炭素に心筋障害作用があるかどうか、培養細胞、及び、ラットの冠動脈結紮《けっさつ》(心筋梗塞)モデルを用いて検討した。その結果、生体内で産生される程度の一酸化炭素は、虚血や再灌流による心筋細胞死や心筋梗塞を抑制することがわかった。法医学の実務の疑問を解決するため始めた研究が、予想外の知見につながることもある。

トリカブト事件の鑑定人が行ったように、中毒全般について、解剖時に検体を保存し、死亡前後の状況、死体所見を観察し、文献を調べて特定の薬毒物の中毒を疑い、検査できる専門家を探して検査を依頼し、検査結果について考察しないと、数多くある隠れた中毒死を見破ることはできない。

II　突然死はどのように発生し、何をもたらすか

3章　心臓突然死

虚血性心疾患

法医鑑定をする上で、「死因究明」が最も重要であるが、関係者の法的責任を左右するのは、病死、事故死、他殺、自殺、不詳等の「死因の種類」(死の態様)である。突然死の鑑定は、これまで見てきたケースのように、突然死に見える外因死がある上、診断・鑑定が難しい。むしろ、重大殺人事件の方が、見るポイント、考えるポイントが決まっているので、突然死より診断・鑑定が簡単であるとさえいえる。

最も多く、誤診、その他の問題となりやすい〝虚血性心疾患〟とは、繰り返しになるが、一般に狭心症や心筋梗塞等の臨床診断に相当する法医学的診断名である。冠動脈が、動脈硬化のため内腔が狭くなったり、血栓(血の塊)が詰まったり、あるいは、冠動脈が強く収縮し続けた場合に、心筋の需要に見合う血液が供給されないため発症する。臨床医のように、問診、診察、検査ができないので、既往症、死亡状況、死体・解剖（死後画像）所見を基に診断しなければならない。中毒や手で首を絞めて殺す扼殺《やくさつ》等のように、外見からはわかりにくい事例もあるなかで、病気以外の原因による死（外因死）の可能性の除外が求められる。そして、虚血性心疾患（病死）と診断された場合にも、暴行・事故・医療・過労といった誘因と突然死との間の因果関係の存否が、犯罪性や損害賠償請求の有無を左右するが、その判断が難しい。まず、暴行が誘因となり、虚血性心疾患で死亡した二事例について、因果関係に注目して考えたい。

一　暴行と心臓突然死──科学的「因果関係」と法的「因果関係」

ケース7（暴行と心臓突然死1）　中年男性が、スナックで、偶然隣に座った男性に因縁を付けられ、寒い屋外に連れ出されて、一五分ほど殴られ続けた後、人事不省となり、救急搬送先病院で治療の甲斐なく死亡した。

法医解剖には、外傷を認めた場合、外因死の可能性を除外しないと、病死と判断できない「鉄則」がある。司法解剖を担当した私は、頭部や顔面に重症の打撲傷を認めたので、頭蓋骨骨折、脳損傷に気をつけて観察した。そして、目の上の薄い骨に亀裂骨折を認めたが、脳には損傷を認めず、口腔粘膜が不整形に破れてはいたが、出血を気道や肺に呑み込んで窒息した所見は認められなかった。

心臓の重さは、体格が普通の人では、通常四〇〇グラム以下だが、この男性の心重量は五五〇グラムで、〝心肥大〟が高度であった。冠動脈の主要な枝三本全てに断面積の約九〇％に及ぶ高度の狭窄《きょうさく》(正常で一〇〇％ある血管内腔の断面積が一〇％になった)があり、心筋に十分な酸素・血液を供給できない虚血性心疾患の既往症があったと判明した。

私は検査の結果、飲酒や薬物の死への影響を否定し、暴行による外因死の可能性も除外した上で、鑑定書に、死因は、慢性虚血性心疾患、死因の種類は病死と記した。

このような事例の場合、検察官は、逮捕した被疑者を勾留し、勾留期間(二〇日)の間に、起訴するか否か決めなければならない。警察は、目撃者や関係者に事情を聴取して調書にまとめ、現場の検証をし、家族に病歴等を聞き出す。本件の被害者(会社員)は、警察の柔道師範であったためか、一方的に殴られながら、一度も手出しをしなかった。解剖所見には、いつ突然死してもおかしくない心肥大と冠動脈病変があったが、通院はしていなかった。しかし、解剖所見は、男性が心筋梗塞の発作を繰り返しながら、知らず知らず危機を乗り越えていたことを示していた。

医学的判断と法的判断

警察は、捜査が終了すると、捜査関係の書類及び証拠物とともに被疑者を検察官に送致し、送付書類や独自の聴取をもとに、検察官が、被疑者を起訴するか否かを判断する。本件のような暴行後の死亡例では、一般読者も刑事法廷に裁判員として召喚される可能性がある。本件裁判の一番の〝争点〟は、暴行と死亡との間の因果関係の有無であった。

裁判員になったつもりで、「暴行と死亡の間に因果関係があるか否か」考えていただきたい。本件では、全く抵抗をしない模範的市民が、理由なく殴られている内に死亡した。裁判員や裁判官は、殴り殺されたと受け取り、被告人に対して許せないと感じるであろう。

私は、本件の死因を慢性虚血性心疾患、死因の種類を病死と鑑定した。冠動脈硬化が被害者に認めたほど進むには二〇～三〇年かかるが、本件被害者は、たった一五分間程度、暴行を受けている最中に死亡した。そして、暴行が死の誘因となったことに間違いはない。暴行を受けながら反撃しなかった被害者は、頭に血が上り(血圧上昇)、心臓はドキドキ(頻脈、過収縮)していたであろう。このように強い心理ストレスが加えられた時、〝ストレス応答系〟(特に、交感神経系)が刺激される結果、急性心不全か不整脈が発生して突然死するケースが多いのである。

通常、死因が病死の場合には、被疑者を無罪とする原則がある。また、裁判上の「疑わしきは罰せず」の原則も、よく知られている。ところが、本件に関する刑事裁判において、裁判官は、殴打と虚血性心疾患による死亡の因果関係を認め、被告人に、その暴行により、重い死の結果を生じたとして、傷害致死罪を宣告した。被害者の家族は、「被告人が有罪となるのは、当然」と考えるだろうが、被告人と被告人側弁護士は、「病死なのに、有罪の判決は納得できない」と思ったかもしれない。私も、判決に納得したわけではないが、被告人を無罪放免としてよいとは思わなかった。このように、医学的判断が、そのまま法的判断につながらないことがあるが、検察官は、遺族の処罰感情、被疑者の反省等の事情を考慮して、起訴にも、不起訴にもできる裁量権を持つ。いっぽう、裁判官は、判決内容は、専門家が鑑定書に示す医学的判断に縛られなくてよいと考えている。しかし、次の**ケース8**のように、裁判官に自らの医学的判断(鑑定)を軽視された法的判断には、鑑定医は納得できない。

ケース8(暴行と心臓突然死2)

小料理屋が看板となり、女将が中年男性客に帰宅を促したが、どうしても帰らないので、内縁の夫が説得していたところ、客は憤激のあまり夫の襟首をつかんで床に引き倒し、その直後、夫が突然死した。東大法医学の上野正吉教授(当時)は、「死因は慢性虚血性心疾患である。その病変は高度であり、引き倒されなかったとしても突然死した可能性があるから、暴行と死との間に因果関係は認められない」(趣旨)と鑑定した。ところが、最高裁は、病死とはいえ、引き倒しと死亡の間に因果関係はある、と判示した(最高裁昭和三六年一一月二一日判決)。

上野教授が、この判決を強く批判した随筆を読んだ。ケース7・8の解剖所見は、ほぼ同様であったが、私のケース7では、被害者が受けた殴打は、通常人であれば、外因死しても当然なほど強く執拗であった上、被害者が抵抗しなかったことも考慮した上で、裁判官は、暴行と死の因果関係を認めたと考えられる。これに対して、上野教授のケース8では、暴行とはいえ、数分間の言葉のやりとりの後、襟をつかんで引き倒しただけに留まる。私は、上野教授が、裁判官に憤慨する気持ちがよく理解できる。法律家に聞くと、ケース7・8のような事例においては、裁判官は、暴行と死亡の間の因果関係は認めるけれど、外因死と比べると、量刑を軽くするという。

私が解剖を担当した傷害致死被疑事件(別件)の裁判を担当する検察官が、得意げに、半世紀前のこのケース8を探し出してきて、「暴行と死の因果関係を立証するのにいい判例がありますよ」というのを聞いて苦笑した。二つのケースは、既往症である慢性虚血性心疾患を基盤に、暴行による心理ストレスが誘因となって致死性不整脈を発生させた「病死」と考えられる。医療裁判上、医療ミスの判断基準は、診療当時、当該病院と同等の条件の病院に求められる医療水準である。しかし、最高裁の法的判断を重視する検察官は、理由は何であれ、半世紀前のケース8に関する〝最高裁判決〟を暴行と病死の因果関係を認めてよいとする〝お墨付き〟と理解したのであろう。

虚血性心疾患の背景と病態

東京二三区内の異状死の死因の割合を示す（図）。虚血性心疾患は、異状死の死因の半数近くを占める。そして、心臓突然死の原因として最も多い上、これまで述べたケースが示すように、事故死、犯罪死の隠れ蓑となっていることが少なくない。

虚血性心疾患等の心血管疾患の危険因子として、高血圧、高脂血症、糖尿病、肥満が重要であり、それが二つ以上ある場合、メタボリック症候群（通称、メタボ）と呼ばれる。メタボ患者は、動脈硬化を生じやすく、虚血性心疾患等の心血管疾患の発症率や死亡率が高い。

東京都区部における異状死の種類別の割合と主要死因

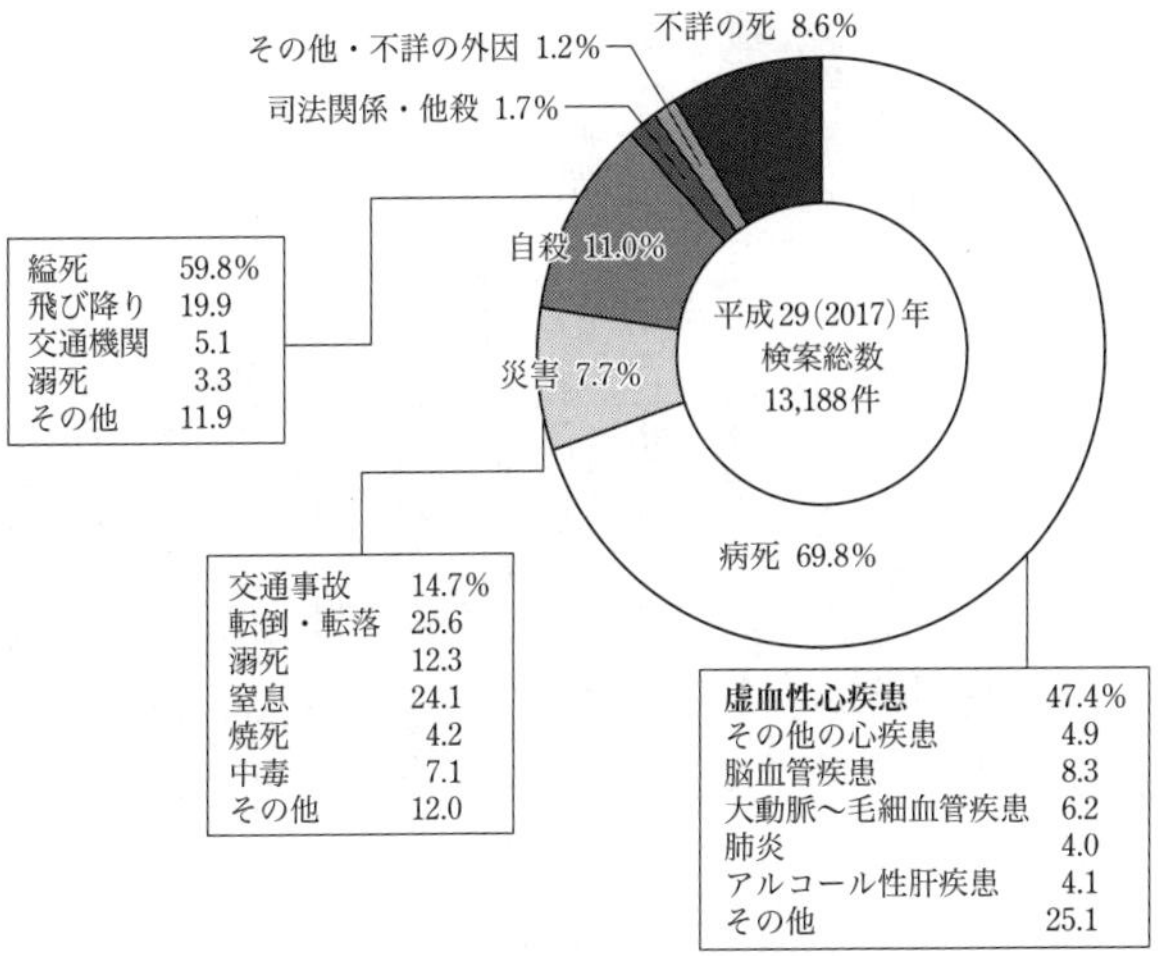

東京都監察医務院平成29年統計表に基づき筆者作成

虚血性心疾患は、冠動脈病変による心筋への血液供給不足により発症する。しかし、冠動脈病変がなくても、心筋虚血や随伴する突然死を発症する様々な病態がある。

高血圧は、血液拍出に要する心臓の負荷が増す結果、心臓の血液需要量が増加する。そのため、冠動脈の硬化・狭窄がなくても、心臓に供給される血液量が不足し、虚血に陥りやすい。また、心肥大では、心臓の血液需要量が増加する。そのため、高血圧や心肥大の患者は、喧嘩等により心理ストレスが加わると、心筋虚血に陥りやすく、突然死の危険性が高い。その他、運動、寒冷、性交、発熱、排便、アドレナリン受容体作働薬服用等の刺激が加わると、血圧・心拍数増加により虚血に陥りやすい。そして、性急、攻撃的、目標追求等が特徴のタイプA行動をとる性格の人は、右記の刺激に加えて、心理ストレスの影響を受けやすい。さらに、徐脈性不整脈(脈拍が一分間に六〇回以下になること)患者では心拍出量低下によって、貧血・ショック患者では赤血球数・循環血液量減少によって、冠動脈病変がなくても、心筋が要求する血液が供給できなくなる(心筋虚血)。いっぽう、ある種の疾患、あるいは、医療行為が、虚血性心疾患《きょけつせいしんしっかん》を惹起することもある。例えば、心房細動(血流鬱滞《けつりゅううったい》により心房内に血栓ができる)に随伴する血栓、冠動脈が分岐する大動脈起始部の解離(血管壁が裂ける疾患)による冠動脈の閉塞、冠動脈狭窄部のカテーテル治療中に生じた血栓による冠動脈の閉塞、交通事故(胸部打撲)によって冠動脈壁に裂け目ができる冠動脈解離等が心筋梗塞の原因となりうる。

心臓突然死は、虚血性心疾患、心筋症、不整脈疾患等の既往症のある人に、急性心不全、または、不整脈が自然に、あるいは、何らかの誘因によって発生することが多い。

狭心症は、冠動脈の攣縮《れんしゅく》(持続的収縮)により、胸痛を訴え、心筋の血量が一過性に低下する病態を指す。一般に短時間(一五〜三〇分程度)内に、ニトログリセリン製剤を使うなどして冠動脈を拡張し、心筋虚血が解消されれば、心筋に障害が残らない。これに対して、心筋梗塞では、冠動脈の動脈硬化による高度の狭窄に血栓、または、攣縮が加わって冠動脈が閉塞し、心筋の虚血が一定時間以上持続した結果、心筋細胞が壊死に陥り、肉眼的に一定の大きさ以上の病巣を識別できる状態になる。糖尿病や陳旧《ちんきゅう》性(古い)心筋梗塞の患者等に多い〝無症候性心虚血発作〟では、胸痛等の自覚症状がないため、診断は難しい。胸痛は、他の多くの疾患にも生じるので、誤診に注意が必要である。

二　ストレスで人は死ぬか？

震災やテロ事件の後、ストレスが原因とみられる心筋梗塞を含む虚血性心疾患等による心臓突然死や心イベントが増加するということが繰り返し報告されてきた。心イベントとは、心疾患によって患者が倒れるが、自然に、あるいは、治療により回復することを指す。例えば、東日本大震災後四週間の急性心筋梗塞リスクは、前年同時期の約二倍であり、心イベントは震災後最初の一週間に増加のピークがあり、その後、平常に戻った(図)。

二〇〇一年九月一一日の世界貿易センタービルのテロ事件後の三〇日間において、ニューヨークから遠いフロリダにおいて、埋め込み式除細動器が作動した心室細動・頻脈の発生頻度は、

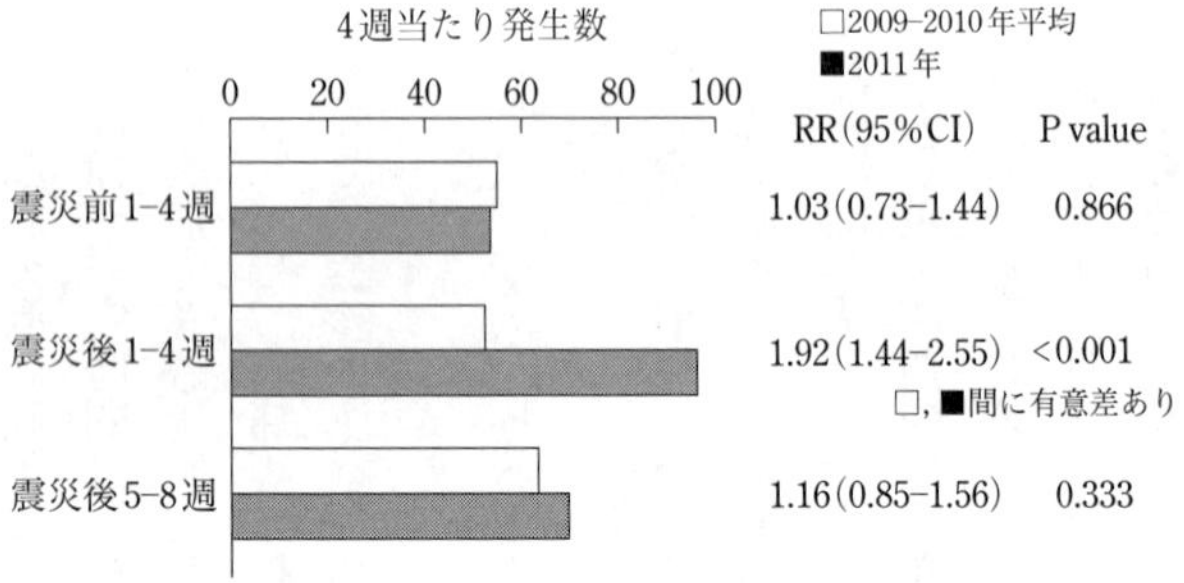

RR(相対的危険度)＝2011年の疾病罹患率÷2009–2010年の疾病罹患率(CI: 95% 信頼区間). P value(有意確率, 小さいほど, 差が大きい).
Tanaka 論文による.

事件前の三〇日間の発生頻度三・八%の二・八倍（一一%）にまで増加した。これら二つの研究は、震災及び、テロによる心理ストレスが、心筋梗塞や致死性不整脈による心臓突然死を増加させること、そして、東日本大震災直後、〝震災関連死〟がなぜ増加したかを示している。

一般に、心臓突然死の誘因となる心理ストレスは、肉親の死亡、夫婦間のトラブル、介護ストレス、ハラスメント、そして、労働に関連する不満（努力・報酬の解離等）等の慢性ストレスである。いっぽう、法医解剖の対象事例では、暴行、事故、医療行為、異常な出来事等による急性の心理ストレスが虚血性心疾患等、心血管系疾患による突然死を誘発したと判断される事例が多い。ストレスが突然死を誘発するメカニズムを理解することが、そのようなケースで死因を決定し、法的判断を行う上で鍵を握る。このような知識は、法医、法律家、警察官の実務に活かせるばかりでなく、一般の人が、身の回りの人に突然死が起きたときの理解、納得にも役立つと考えられる。

ストレスには、身体的ストレス、心理的ストレス、環境ストレスがある。二〇〇二年、スポーツマン皇族であった高円宮憲仁親王がスカッシュの練習中に倒れ、心室細動（多数の無秩序な電気刺激による心筋《しんきん》痙攣《けいれん》頻発《ひんぱつ》の結果、有効な心収縮を喪失する病態）という不整脈で突然死したことから、自動体外式除細動器（ＡＥＤ）が普及した。これは、身体的ストレスによる突然死の典型例である。暴行を受けた時や過労で生じるストレスは、主に心理的ストレスと考えられる。ストレスは、種類を問わず、視床下部・下垂体・副腎（ＨＰＡ）軸と呼ばれるストレス応答系を活性化し、交感神経終末からノルアドレナリン（ホルモンの一種）・副腎からアドレナリンを多量放出させ、心臓のアドレナリン受容体に結合すると、心拍数・心収縮力を増加させ、血管のアドレナリン受容体に結合すると収縮を促し、血圧を上昇させる。ところが、心筋のアドレナリン受容体が過度に刺激されると、急性心不全や不整脈による心停止・心イベント、さらに、心臓突然死を惹起する。いっぽう、寒さは、環境ストレスとして、心筋梗塞の引き金になることがある。

心理ストレスで突然死が起こる

警察は、明らかに犯罪と関係ない死体の解剖は、あまり行わない。一九九五年、中年の兄弟が続けて亡くなった事例の司法解剖を依頼された。「心理ストレスでヒトが突然死するのだろうか？」という疑問に答えてくれるこの事例に出合えたのは、検視官の突然死研究者である私に対する気遣いの賜物かもしれない。

ケース9・10（兄弟連続突然死）　酷寒の夜、土木作業から帰り、炬燵で休んでいた中年男性（弟）が卒倒した。近くに住む兄（船員）が駆けつけ、馬乗りになって胸骨圧迫（心マッサージ）や人工呼吸をしていたところ、約一五分後に弟の上に覆い被さるように倒れた。解剖の結果、弟には、冠動脈狭窄部を閉塞する血栓、心筋に凝固壊死（写真左）・白血球浸潤（いずれも、急性心筋梗塞の所見）、肺には、急性心不全を示す鬱血水腫を認めたので、急性心筋梗塞による急性心不全と診断した。兄には、冠動脈の硬化や血栓はなく、心筋収縮帯（写真右）・波状走行を認めたが、心肥大あるいは冠動脈硬化・血栓は認めなかった。心筋収縮帯は、交感神経系刺激による心筋過収縮を反映し、波状走行は、過収縮の周辺における心筋の過伸展（伸び

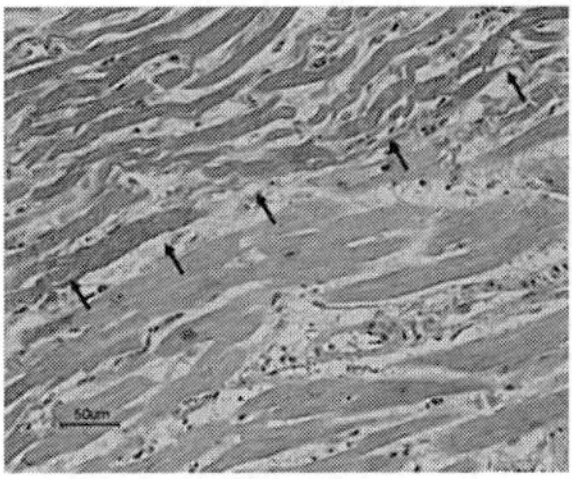

凝固壊死
↑
心筋梗塞特異的
(発症数時間以上)

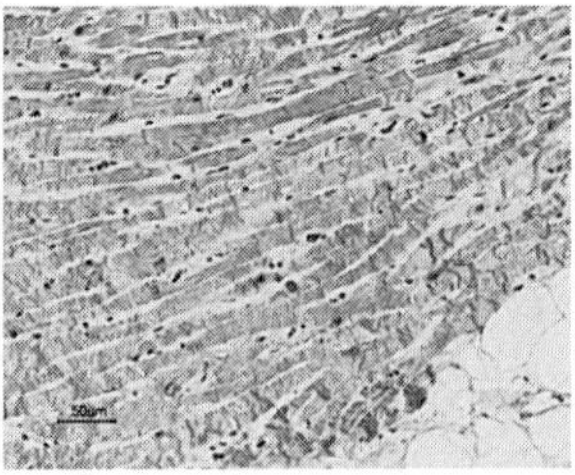

心筋収縮帯
(交感神経緊張)
↑
心臓突然死，外因死，医療

過ぎ)を示す。心筋収縮帯と波状走行は心臓突然死の一つの根拠と考えられていた(後述)。二つのケースは、外因死の可能性が除外された内因性の急死であり、ケース9(兄)は、典型的な、心理ストレスによる心臓突然死、ケース10(弟)は急性心筋梗塞と診断し、循環器に関する英文雑誌に症例報告として掲載された。現在なら、兄は、不整脈疾患の可能性について遺伝子診断をしなければ、論文採用されないだろう。

肉親が死亡することは、心理ストレスの中でも最強のストレスといわれる。兄は、弟を死の淵から救おうとして、最強の心理ストレスを伴う強い身体的ストレスにも暴露された。私は、高齢の夫が首を吊っている真下で倒れていた妻の解剖を行ったところ、冠動脈硬化、心筋線維化を認め、外因死の可能性を否定でき、虚血性心疾患と診断した経験もある。

セリエのストレス学説

ストレスに最初に注目し、研究の端緒をつくったのは、二〇世紀半ばに活躍したカナダの生理学者ハンス・セリエである。若いセリエは、未知の女性ホルモンを見つけるため、卵巣、副腎等分泌腺の抽出物をラットに注射していたところ、副腎腫大、胸腺・リンパ節萎縮、胃粘膜出血等、共通した〝三徴候〟が現れたことを見出して、大いに喜んだ。ところが、関係ないはずの組織抽出液や薬物、果てには組織固定用ホルマリンであっても同様の作用があることに気づいた。さらに、種々の物理的要因、例えば、寒冷、熱、X線、外傷、激しい運動、出血、痛み、さらに、身体拘束(心理ストレス)も、同じ変化を誘発することを見出したので考え込んだ。そして、〝三徴候〟の誘因となる多様な因子をストレスと名づけた。その後、ストレスが、交感神経系の活動性亢進から、心拍数・収縮力増加、血圧上昇等の心血管系の変化を誘発することが突き止められた。自律神経には、心拍数・血圧等を促進する交感神経系と、抑制する迷走神経系があり、バランスをとっている。

セリエのストレス学説は、心理ストレスが、交感神経系と迷走神経を介して心血管系の生理反応と突然死を惹起する〝ストレス応答〟をわかりやすく説明してくれる。これは、パニックに陥った動物の〝闘争・逃走反応〟と本質的に同じであり、もともと、狩猟や部族間の闘争に明け暮れていた原始人の生活を想起させる呼称である。しかし、現代の先進国の社会には、多様なストレスが溢れており、ストレスも複雑化している。

兄弟連続突然死事例は、心臓突然死の解剖、組織検査による診断法について説明する際の教材でもある。心筋梗塞は、症状、心電図、血中心筋障害マーカー(トロポニン)、そして、冠動脈の造影検査により、確実に臨床診断できる。しかし、突然死や救急搬送されたケース等では、ケース10のように、解剖時、冠動脈を閉塞する血栓を認めると、疑いなく急性心筋梗塞と診断できるが、そのような事例は稀である。また、心筋梗塞に特徴的な「凝固壊死」という組織検査所見を認めると、心筋梗塞と診断できる。しかし、発症数時間以降に生じる凝固壊死は、発症後、大半が間もなく死亡する法医解剖事例には、まず、認められない。

ケース9のような心臓突然死事例の組織を検査すると、心筋内部に太い帯状構造である〝心筋収縮帯〟を認めることが多い。これは、ヒトが驚いて、心臓がバクバク拍動している時に発生している。〝交感神経系活動性亢進〟の結果、心筋が過収縮状態となったことを示す。一九九〇年代、心筋収縮帯は、心臓突然死に特徴的な所見であるとする論文がいくつか発表された。

私は、暴行、医療、その他のストレス要因の影響下に急死した事例の鑑定に当たって、心筋収縮帯を心臓突然死の根拠としてよいか、外因の影響はないかについて検証すべきと感じていた。そこで、心臓病の病歴がなく、心臓に肉眼的変化（心肥大、冠動脈硬化、心筋線維化等）のない若年者が、様々な状況下で急死した事例を集めて検討した。その結果、心筋収縮帯は心疾患と関係なく、心肺蘇生（アドレナリン受容体作働薬、ＡＥＤ）、虚血再灌流（心停止後、治療により心臓が再拍動して血液が再流入）、出血性ショック（出血後の循環不全）、打撲・刺創《しそう》による心傷害、凍死、感電、溺死《できし》、種々の薬毒物による中毒死などでも広く認められることがわかった。そのため、心筋収縮帯を認めた場合であっても、外因死の可能性を除外しない限り、心筋収縮帯を心臓突然死の根拠としてはならないことがわかった。

　ストレスをきっかけとして心臓突然死する事例は最も多く、診断も難しい。私は、社会的、法的な問題の解決のために、診断法の開発が重要と考えた。そして、ラットや培養細胞を虚血、または、ストレスに暴露して、当時の最新の知見について調べた。しかし、虚血特有の反応、ストレス特有の反応、新しい診断法のどれも見出すことができなかった。ただ、この研究過程で、循環器内科等の臨床医、生理学者、解剖学者と問題や関心を共有することができ、それらの研究者との共同研究の形で、循環器生理学・生化学に関する多数の論文として実を結んだ。

薬剤もストレスのように心臓突然死を誘発する

上述のように、心疾患がベースにあると、ストレスにより交感神経終末や副腎髄質から分泌されたノルアドレナリンやアドレナリン(神経伝達物質、カテコールアミンと総称)が心筋のβ1-アドレナリン受容体を刺激する結果、不整脈や急性心不全による心臓突然死を誘発する。心筋のβ1-アドレナリン受容体は、ストレスや交感神経の刺激に応じて心拍数・心筋収縮力を増す生理作用の鍵を握っている。そのため、昇圧剤・強心剤として頻用されることの多い、アドレナリン、または、β1-アドレナリン受容体作働薬を過剰投与すると、突然死の危険がある。いっぽう、気管支喘息の発作を起こした時に使われる気管支拡張剤は、気管支平滑筋のβ2-アドレナリン受容体(β1-アドレナリン受容体と少し構造が異なる)作働薬であるが、心筋β1-アドレナリン受容体も刺激する作用があり、突然死を起こす危険がある。以下、心疾患患者には禁忌(使用禁止)薬である気管支拡張剤を使用したため突然死した事例を紹介する。

ケース11(喘息治療薬による心臓突然死)　大麻取締法違反で取調べ中、中年外国人男性が胸痛を訴え、病院に連れて行かれた。狭心症が疑われたが、確定診断には至らなかった。寒夜、拘置所に当日収監されたこの男性が「胸が苦しい」と訴えたため、看守は「(指示されていた）ニトログリセリン（狭心症薬）舌下錠処方」を服用させたが、症状は改善しなかった。そこで、医務官に電話し、新たに指示された気管支拡張噴霧剤を吸引させると、男は一時楽になったものの、四〇分後に見ると倒れており、心肺蘇生の甲斐なく死亡した。解剖により、心肥大と右心室脂肪浸潤（不整脈源性右室心筋症、後述）を認めたが、慢性喘息の所見は認めなかった。

私たちの心臓では、心筋細胞が縦に連なり、電気信号（刺激）の伝導に従って、心筋が連鎖的かつリズミカルに収縮している。整列した右心室の心筋の間に、「霜降り肉」のように脂肪が入り込むと、心筋間の刺激伝導が阻害されて不整脈が発生しやすい状態が準備される。ここに何らかの誘因が働くと、心臓突然死することがある。不整脈源性右室心筋症という。本件では、気管支拡張剤が誘因となったと考えられる。

本件の患者の最初の胸痛は狭心症と推定され、そのため心不全を患っていたことが組織検査で確認された。死亡直前に、患者が訴えた「胸痛」は、喘息治療薬で収まったので、喘息の症状と判明した。本件は、内因死か？　それとも外因死か？　私は、不整脈源性右室心筋症（内因）をベースに、心疾患患者には禁忌薬である気管支拡張剤（外因）が心筋にあるアドレナリン受容体を刺激し、それによる不整脈から死亡したと考える。本件は、薬物の副作用による死、あるいは、内因と外因の相互作用による死とみることもできる。なお、本件でも、虚血性心疾患が鑑別診断上考慮すべき対象に挙げられていたが、除外された。

次の**ケース12**は、死に寄与する因子がさらに多く、薬物相互作用を含んでいた。

ケース12（HIVキャリアーの突然死）　中年男性が、別の男性とともにレンタルルームに入り、翌朝、ひとり全裸で死亡していた。男性は、抗ＨＩＶ（エイズウイルス）剤を常時服用していた。解剖時、冠動脈に異常はないが、右室に加えて左室にも脂肪が沈着していた。肺のうっ血・肺水腫は強く、直接死因（図）を急性心不全と推定した。検診時の心電図を入手し、循環器内科医に見せると、致死性不整脈の素因として知られるＪ波（特有な波形）を指摘された。ＨＩＶの専門医に相談すると、薬物の相互作用に注意するように助言された。文献を調べると、ＨＩＶ患者には突然死が多いとする疫学調査があり、抗ＨＩＶ剤と、その他の薬剤の相互作用も示唆されていた。

本件では、右心室脂肪浸潤及びＪ波に示される不整脈の素因をベースとして、薬物を併用し

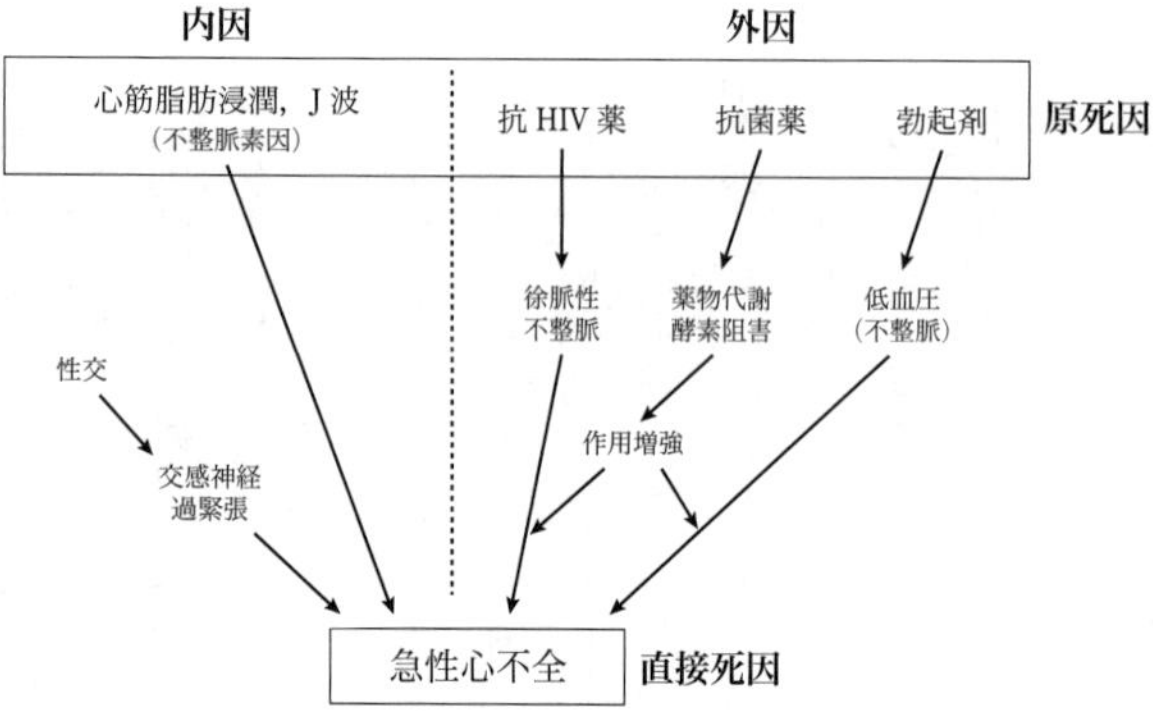

ケース 12 の原死因と直接死因

たことによる副作用の出現、それに性交に伴う交感神経系の刺激が重なって急性心不全を惹起したと推定した。湿疹治療に用いていた抗菌剤は単独で突然死の危険性があるほか、薬物代謝酵素阻害により抗ＨＩＶ薬の分解を抑制し、抗ＨＩＶ薬の血中濃度を上昇させる。その結果、抗ＨＩＶ薬の副作用である徐脈性不整脈（脈が遅くなる不整脈）を誘発し、血圧低下作用も増強される。また、勃起剤バイアグラは、血管拡張による血圧低下ばかりでなく、血圧を正常化する〝圧受容体反射〟亢進から交感神経系が刺激される結果、不整脈や随伴する突然死を惹起することがある。

ケース11・12は、臨床医に警鐘を鳴らす事例として循環器の国際誌に掲載された。

覚醒剤は、中枢神経を興奮させる作用に加えて、交感神経系刺激に伴うノルアドレナリンの過剰分泌を惹起する興奮性薬物である。アドレナリン受容体作働薬ともいえる。日本で濫用される覚醒剤の大半は、メタンフェタミンである。第二次大戦中に開発され、特攻隊員や軍需工場工員の気分高揚、眠気覚ましに使われ、戦後は、ヒロポンと呼ばれて暴力団の収入源となり、その興奮、高揚感、性欲亢進、不眠等の中枢神経興奮作用を求めて広く濫用されてきた。濫用は、かつては文化人、その後、芸能人、スポーツ選手から一般の若年者や女性等にまで拡がっていった。暴力団員等が女性や顧客を依存症にさせて支配するのにも使われ、覚醒剤の授受や所持に係る犯罪は社会に蔓延している。覚醒剤中毒者は、犯罪・事故を犯した時、心神喪失状態であったと鑑定されると、責任を問われないことがある。また依存症となった者は、覚醒剤を入手するために犯罪を犯すことがある。

覚醒剤と突然死

法医解剖される覚醒剤事案は、少なくない。対象となるのは、警察が、異常行動、高体温、死体尿のスクリーニング検査が陽性になった等から覚醒剤中毒を疑っている事案、異常行動をしている覚醒剤中毒者を警察が拘束中に突然死した事案等である。覚醒剤は、交感神経刺激により、血圧上昇、頻脈（心拍数の増加）、心臓突然死を惹起する。また、体温四〇℃以上の過高熱による死亡例も少なくない。覚醒剤に関連した突然死には、心筋過収縮を示す心筋収縮帯・断片化の組織所見を示す事例が多く、その所見から、不整脈、心不全といった「心イベント」の発生が推定される。

ケース13（覚醒剤中毒典型例）　三〇歳代の普通のＯＬが、朝、物が散乱した職場で全裸に近い状態で死亡していた。左肘内側に注射針痕が見られた。死体の硬直の進行に比べて、直腸の温度が異常に高く、死亡前の異常高熱が推定された。心臓に形態上の異常はなかったが、肺に急性心不全を示す高度の鬱血が認められた。心筋に断片化・収縮帯の組織所見が認められた。血中のメタンフェタミン（覚醒剤）濃度は中毒域を示していた。本事例は、典型的な覚醒剤中毒事例である。死亡現場の散乱状況は、覚醒剤による妄想、錯乱状態によるものと説明できる。

普通、薬物中毒は、血中薬物濃度が、中毒域とされる濃度より高いことを根拠に診断される。しかし、慢性覚醒剤中毒者の突然死事例では、血中濃度が低い事例が少なくない。その理由は、「逆耐性」、または、「交叉耐性」によると推定される。多くの薬物は、間隔をあけて反復摂取を続けると、効果が減衰する〝耐性〟現象が一般的である。ところが、低用量の覚醒剤は、反復投与によって逆に効果が増す「逆耐性」に加えて、ストレスを惹起するイベント、あるいは、覚醒剤以外の薬物により、覚醒剤の効果を生じる「交叉耐性」を示すことがある。私たちは、動物実験で、逆耐性と交叉耐性を再現することができた。

動物は、薬物を投与するため捕まえるだけで、身体拘束による心理ストレスを生じる。そこで、ラットの体内に血圧、体温等の発信器を埋め込むテレメトリー装置が開発された。私が、一九九二年山口大学に赴任すると、高校の同級生である気鋭の生理学者森本昭生君が、他大学に先駆けてテレメトリー装置を導入し、ストレス応答に関する論文を次々に発表していた。彼に覚醒剤による逆耐性の話をすると、以下の実験をしてくれた。

ラットに低濃度メタンフェタミンを五回反復投与した後には、初回投与後より、血圧、体温の上昇が増強される「逆耐性現象」を確認できた。また、視床下部から放出され、ストレス応答を促すホルモンCRHを阻害する薬物を脳内に投与すると、メタンフェタミンによる血圧上昇が抑制された。さらに、メタンフェタミンによる過高熱は、交感神経、筋内カルシウム放出遮断剤（筋収縮抑制剤）で抑えられた。これらの実験結果は、覚醒剤を反復服用した後、覚醒剤、あるいは、覚醒剤以外の薬物、または、心理ストレスが急性心不全、不整脈、血圧上昇、過高熱等により急死する現象、すなわち、逆耐性と交叉耐性を再現している。実に、覚醒剤の反復投与で培われた心筋・骨格筋等の変化を基盤に、覚醒剤、または、ストレスが引き金を引く突然死の病態を再現できたのである。覚醒剤による突然死は、過剰なストレス応答の結果ともいえる。

森本君は、再会一年後、郷里(小倉)で講演中、くも膜下出血に倒れ逝ってしまった。公衆の前の講演(public speaking)は、ヒトのストレス研究の一手段である。堂々と講演する彼も、意外にストレス感受性が高かったのかと感じながら、彼のストレス応答の研究に対する熱意の一部を受け継ぐことになった。

三　不整脈による突然死

不整脈は、突然死の直接の原因となる事例、薬物・電解質異常・特定の行為等と突然死の因果関係が問われる事例、そして、発生要因や誘因の解明を求められる事例が多いにもかかわらず、死後診断が難しいため、正しい理解が求められる。

ヒトの正常心拍数は、毎分六〇～七五程度で、各心拍の間隔は、ほぼ一定であるが、様々な要因によって乱れるのが不整脈である。心拍数の減少を伴う徐脈性不整脈、増加を伴う頻脈性不整脈がある。不整脈は、発生時には心電図で診断され、検診時に心電図所見から危険性を予見できるが、死後診断は難しい。例えば、不整脈の既往歴、急死の状況と所見があり、解剖・組織所見に急性心不全等の致死性疾患がなく、心筋症等の不整脈の基礎疾患がある場合、推定診断できるに留まる。

不整脈の基礎疾患として、高齢者には虚血性心疾患、中年者・若年者には、各種心筋症がある。不整脈発生には、イオンチャネル（イオンが膜を通過する通路）が大きな役割を果たしている。中でも、心筋細胞のナトリウムやカリウムのチャネルを遮断する作用のある抗不整脈薬、コカイン、抗精神病薬、抗鬱剤等、多種多様な薬剤が不整脈を誘発する。これを知らないと、「薬物による」突然死であることを見逃す。見逃し防止には、トリカブト事件（ケース3）に見たように、法医学者が、検体を保存し、状況と文献から特定の薬毒物を疑い、専門家を探して検査することが求められる。また、嘔吐、下痢、利尿剤服用等の様々な要因で生じる〝電解質異常〟（後述）が誘因となる不整脈事例が多いことにも注意を要する。

四　身体拘束による突然死

二〇二〇年六月、米国で、黒人男性が白人警察官に頸部を一〇分ほど踏みつけられ死亡した事件では、頸部圧迫による窒息死とされた。しかし、警察官が暴れる人を押さえつけている最中に、窒息死でなく突然死する事例には注意を要する。同様の突然死は、興奮状態の精神病患者、拘置所収容者、薬物中毒による錯乱者を、警察官、看守、通行人等が押さえつける際、拘束具を装着されている際、あるいは、ベッドに縛りつけられた際等に多発している。このように、身体拘束下に、窒息死と区別が難しい「拘束関連突然死」が頻発している。暴れている人の身体を拘束した時、突然死することは、世界的にはよく知られているが、日本ではあまり知られていない。日本の法医学の教科書には、知る限り、私の著書（『事例に学ぶ法医学・医事法〔第三版〕』）にしか、身体拘束による突然死（「拘束関連突然死」と呼ぶ）に関する記載はない。しかし、世界的に定評のあるナイト法医学書には、「Death in custody」として詳細な記載がある。さらに米国では、多数の著者が、多数の事例や論文を引用しながら、身体拘束中の突然死と窒息・薬物との関連について詳しく記載した専門書（“Sudden deaths in custody”（拘束中の突然死））がある。

窒息死と診断するには、窒息手段を示す所見を確認する必要がある。しかし、身体拘束時の胸郭圧迫や鼻口部閉塞の所見は見逃されやすい。反面、窒息死と同様の急死所見が目立ち、区別できないことがある。以前から、身体拘束による急死は、鼻口部、頸部、胸腹部の圧迫による窒息死と考えられることが多く、拘束した人の法的責任が問われることが多かった。典型例を紹介しよう。

ケース14（日本人警察官による拘束関連死）　統合失調症を病む中年男性が異常興奮状態に陥り、父親に暴力を加えていると通報があった。警察官が駆けつけ、二人でうつ伏せに押さえつけて、後ろ手に手錠をかけた直後に心停止し、いったん蘇生したが、数時間後に死亡した。解剖すると、心肥大、心筋線維化・収縮帯、冠動脈硬化（約六〇％狭窄）があった。服用していた抗精神病薬は、有名な不整脈源性遺伝子疾患QT延長症候群と同様の心電図波形を生じうる。本例は、身体拘束の状況から窒息死は否定された。そして、虚血性心疾患と不整脈源性薬物服用を基盤とし、異常興奮と身体拘束による過度の心理ストレスが誘因となり、不整脈か急性心不全から死亡したと推定した。

拘束関連突然死事例の多くに、冠動脈硬化、心肥大、心筋症組織所見・線維化・刺激伝導系異常等の不整脈発生要因、肺組織の〝心不全細胞〟等を認める。これらは、解剖・組織検査で、はじめてわかる。また、肥満、高血圧、糖尿病等の心血管系危険因子のある事例が多い。

心筋間をつなぐ蛋白質コネクシン43の異常と不整脈

隣接する心筋の収縮のリズムをシンクロさせるのに、隣り合う心筋細胞間のイオンや分子や電気的興奮を通す、〝ギャップ結合〟が通路の役割を果たしている。ギャップ結合は、隣接する心筋細胞膜上に、コネクシン43と呼ばれる蛋白質六個が集まったコネクソン二個が合わさって形成されている(図)。ところが、多くの心疾患や心不全事例にコネクシン43の異常が認められる。この異常を背景に、身体拘束による心理ストレスが誘因となって不整脈が発生する事例が少なくないと考えられている。

ラットの身体拘束は、心理ストレスによる心血管系反応等を研究するのに頻用されてきた有名な動物モデルである。そこで、ラットを身体拘束するモデルで、拘束関連突然死の再現を試みた。健常ラットを身体拘束すると、ギャップ結合のコネクシン43は増加し、細胞間伝導は亢進していた。この知見は、健常動物では、心理ストレスが、ギャップ結合にコネクシン43の集合を促し、隣り合う心筋細胞間に電気刺激が伝わりやすくなるため、不整脈の発生が防止されると解される。次に、心疾患におけるギャップ結合阻害を薬物投与により再現した後、身体拘束すると、不整脈易感受性を反映する心電図所見が出現し、その所見が著明な二〜三割のラットは、拘束開始後一〜二時間以内に心室細動により急死した。これらの知見は、心疾患や薬物によるギャップ結合阻害に伴う不整脈易感受性を背景に、身体拘束による心理ストレスが不整脈死を誘発することを説明する。やはり、身体拘束による急死は、窒息死でなく、心理ストレスによる心臓突然死であったと得心した。

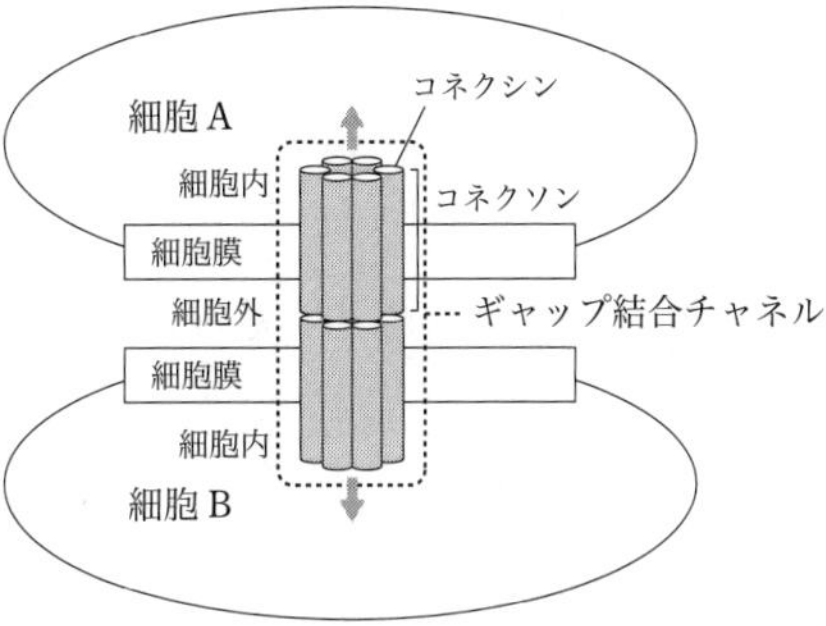

ギャップ結合チャネルの構造

身体拘束中の突然死を誘発するもの

米国では、従来から、警察官が逮捕する際、急死する事例が多く、鼻口部、頸部、胸腹部の圧迫による窒息死と考えられて、拘束者の法的責任が問われることが多かった。次の**ケース15**は、米国の警察官による身体拘束中の突然死事例である。当初、頸部圧迫による窒息死が疑われたが、不整脈が誘発されやすい遺伝子変異が見つかり、突然死と認められた。

ケース15（米国人警察官による拘束関連死） 中年巨漢（一八五センチ、一二三キロ）男性が散歩中、複数の警察官に被疑者と間違われて、路面にうつ伏せにされ、路面に押し付けるように腕を伸ばされている最中、突然虚脱（血液循環障害のため、意識消失・脱力等に陥ること）し、チアノーゼ（唇や指先が青紫色に変化すること）が強くなり、心停止が確認されたので、心肺蘇生が行われたが、死亡した。解剖時、窒息所見であり、急死所見でもある顔面・眼瞼結膜の強い鬱血、左右各一個の溢血点（点状出血）を認めた。全身に多数、軽度の損傷を認め、頸部・体幹部の筋肉内に軽度の出血を認めた。心肥大は軽度で、頸部圧迫による舌骨・甲状軟骨骨折を認めず、他に致命的な外傷を認めなかった。濫用薬物スクリーニング試験は陰性であった。遺伝子検査によって、心筋の収縮に必須の小胞体のカルシウムイオン（Ca^{2+}）を調節する蛋白の遺伝子変異が見つかり、カテコールアミン源性多型性心室性頻脈症（CPVT、後述）と診断された。

　ケース15では、警察官が身体拘束した時間は、目撃談から三分程度とされ、頸部圧迫による窒息死に要する数分より短かったが、窒息死も突然死も解剖所見から区別できないので、窒息死を否定できなかった。いっぽう、心肥大は軽く、解剖や組織検査で心疾患と診断できなかったが、遺伝子検査により不整脈の基礎疾患CPVTが見つかった。CPVTは、競合的スポーツ、水泳、突然の過激な心理ストレスによる(ノル)アドレナリン(代表的カテコールアミン)過剰放出によって、心筋小胞体からカルシウムイオンが過剰放出され、心室性頻脈(時に、致死性心室細動)が誘発されることで有名である。そもそも、ストレス応答として、交感神経系・副腎髄質からカテコールアミンが放出されるのだから、客観的に窒息を生じる状況や頸部圧迫等の所見がない本事例において、カテコールアミンに心臓が過敏に反応するCPVTが証明されると、不整脈死の可能性が極めて高いことがわかる。

　この拘束関連突然死には、覚醒剤、抗精神病薬の他、コカイン、危険ドラッグ等の薬物、そして、飲酒が誘発した事例が多く見られる。薬物の血中濃度が高い場合、薬物中毒死と診断することが多いが、実際には、薬物の毒性というより、薬物による興奮や異常行動(多くの場合、幻覚に基づく)に対する身体拘束が突然死の誘因となっていることが多い。

窒息死を否定し、拘束関連死を認めた逆転無罪

次のケース16は、司法解剖の結果、鼻口部閉塞、頸部圧迫、及び体位性要因による窒息死と鑑定され、一審で有罪判決が宣告されたが、控訴審段階で、突然死に詳しい組織病理の専門家（法医）と臨床医の再鑑定により逆転無罪となった。

ケース16（窒息死控訴審無罪――不整脈性疾患・拘束関連死）　二〇一〇年、空港で、中年の外国人が、強制送還に激しく抵抗、出入国警備員七名が、口に猿轡を施し、結束バンドで両手首を固定した上、後頭部と肩を押して前屈させる直前、抵抗を止め、救急搬送後、死亡が確認された。司法解剖により、当初、鼻口部閉塞、頸部圧迫、及び体位性要因による窒息と鑑定されたため、妻や遺族が国を訴えた。その後、別の法医学者や臨床医が、心臓の病理組織標本を見て、不整脈性突然死の原因となる房室結節（刺激伝導系の一中継点）嚢胞性腫瘍《のうほうせいしゅよう》（ＣＴＡＶ、水の入った風船のような珍しい腫瘍）であると診断した。死者は、以前、徐脈（脈が遅くなる不整脈）や房室ブロック（電気刺激が心房から心室に伝導されず、心室が収縮しない）を確認されたことがあり、死亡時、極度の緊張から高熱を発していたと推測される。臨床医の一人は、制圧行為による身体的苦痛、帰国の強制による精神的ストレスが誘発した迷走神経反射（後述。

頻脈・高血圧を正常化する生理的反射が過度となり、心停止・虚脱に陥る)による徐脈と推測した。別の法医学者は、拘束による精神的ストレスがＣＴＡＶによる致死性不整脈を誘発したと述べた。判決は、拘束関連死を認め、窒息死を否定した(東京高裁平成二八年一月一八日判決)。

すでに述べたように、米国の警察官は、逮捕術として、頸部を圧迫するネックホールドを用いることが多い。これは、柔道の絞め技を応用し、頸動脈圧迫による一過性脳虚血により失神させる技であり、腕でつくるＶ字の下端は、気管のある前頸部中央との間に隙間をつくり、気管を圧迫しない上、失神後には開放するので、窒息死はしないと考えられている。

人を窒息死させるためには、①頸(首の)動静脈圧迫の強度・②持続(数分以上)が十分であることを要する。そして、十分圧迫された場合、③圧迫された箇所より上方には強い鬱血を生じる。首の前方・左右の頸動脈が手や腕により圧迫されたとしても、頸椎内を通る椎骨動脈は圧迫されないため、頭部・顔面には動脈血が供給され続ける。しかし、頸静脈が圧迫されるため、圧迫部より上にある頭部・顔面の静脈血が心臓に還流できず、鬱血するのである。

頸部圧迫による窒息が疑われた事例では、圧迫されていた部分の位置が頸静脈と気管を圧迫できる位置にあるか否か、そして、圧迫部の上方に鬱血があるか否かが、正しい判断の根拠となる。ところが、死亡前後の状況、背景の分析、そして、薬物分析やその評価が不十分であったため、事故死、突然死であったのに、頸部圧迫による窒息死（殺人）と誤認された事例が少なくない。中でも、薬物等の影響下、興奮した人の身体を拘束中、突然死したのに、窒息死と誤認される事件は少なくない。次のケース17は、その典型例である。

ケース17（窒息死控訴審無罪判決——薬物・拘束関連死）　若い女性が、男性の右手を口深くまでくわえて離さなかった。男性は、後ろから女性の前頸部に左腕を回してブラジル柔術の絞め技（ネックホールドと同様）をかけて圧迫した結果、右手は自由になったものの、女性は激しく暴れたので、再び左腕で前頸部を圧迫すると、すぐにぐったりした。死亡しているのに気づいたが放置し、四～五日後に発覚した。男性が、頸を絞めたと申告したと考えられる。司法解剖した法医学者は、上頸部圧痕《あっこん》・筋肉内出血、顔面鬱血所見、胸腔内浸出液の薬物スクリーニング検査（危険ドラッグは検出できない）の陰性を根拠に扼頸（手によって首を絞める）による窒息死と鑑定した。一審は鑑定を認め、男性は有罪判決を受けた。

女性の言動は異常であり、当時の情勢や死亡状況を考えれば、何らかの危険ドラッグの使用が強く疑われた。控訴審段階で、弁護士の指摘により、警察が女性の所持品、及び、死亡場所の台所シンクから複数種の危険ドラッグを検出していたことがわかり、保存されていた胸腔内液(凍結保存)から、同じドラッグが検出された。再鑑定医は、圧痕(圧迫した跡)と筋肉内出血が頸動脈・頸静脈を圧迫できない下顎のあたりにあり、顔面鬱血がないことを複数の写真から指摘した上で、首を絞めたことによる窒息死を否定した。検察側証人(別の法医学者)は、胸腔内薬物濃度が低いことを理由に、薬物関連死を否定した。しかし、再鑑定人は、当該薬物を含む合成カンナビノイド系薬物は、摂取後すぐに代謝され、脂肪の豊富な臓器に取り込まれるため、体液中の薬物濃度は急激に減少すること、他の薬物に比べて桁外れに低い濃度でも致死的となることを自験例から知っていた。当該薬物は、脂肪の乏しい肺には分布し難いのに、肺から滲出した胸腔液に一定濃度検出されたので、摂取量は中毒量に達していたと推定した。

結局、再鑑定人は、薬物中毒死の可能性も除外できないが、薬物の影響下、興奮し異常行動をとった女性の身体を男性が拘束したことによる突然死と鑑定し、その趣旨を証言した。控訴審は、再鑑定意見を受け入れ、薬物影響下の身体拘束による突然死と判示した(大阪高裁平成三〇年一〇月三一日判決)。

以上をまとめると、身体拘束中の急死事例では、窒息死と突然死の所見が区別できないため、窒息手段に関する確かな解剖所見を確認することが鍵を握る。また、異常行動・興奮の背景に薬物使用を疑い、所持品検査、症状から文献検索を行い、血液だけでなく、筋肉、脂肪(脂溶性薬物)等、臓器を保存することが重要である。とりわけ、身体拘束が心理ストレスを生じ、心疾患、不整脈性疾患の有病者に不整脈や急性心不全による突然死を誘発する知識を持つことが求められている。

五　過労死

過労死とは何か

過労死は、大部分、労働に伴う心理ストレスが惹起した心疾患、脳(くも膜下)出血等である。過労死補償制度は、労働による外傷の補償を目的とする労災補償制度に対して、労働に関連した心血管系疾患による障害・死亡の補償を目的とするものである。その認定対象は、虚血性心疾患等として、一次性心停止(原因不明の心停止)、狭心症、心筋梗塞、大動脈解離、不整脈死等を含む他、脳血管疾患として、脳出血、くも膜下出血等を含む。

過労死には、交感神経系の過度な緊張、または、迷走神経反射が関係していると推定される事例が多い。過労死は、中年男性の突然死が多く、過労による突然死の過半数が虚血性心疾患である。心臓突然死を生じる労働の態様として、自動車運転、夜勤・交代制労働、精神的ストレス、長時間労働や睡眠不足等が多い。二〇一九(令和元)年度、脳・心臓疾患による過労に対する労災補償請求は九三六件(うち死亡二五三件)、支給決定件数は二一六件(うち死亡八六件)であり、いずれも四〇～五〇歳代の運転手が最も多い。

過労死は、従来、主に疲労、疲労の蓄積、過労に至るプロセスをたどって発生する脳・心疾患による死と考えられ、時間外労働等、労働の量的な荷重を重視してきた。しかし、過労死一一〇番や過労問題弁護団等の活動に加えて世論の後押しにより、現行の過労死認定制度では、労働に起因する心理ストレスが誘発した心血管疾患による突然死として認定されるようになった。過労死は、心理ストレスと心臓突然死の関係を再確認するのにわかりやすい事例を提供してくれる。

現行の過労死認定要件は、次の①と②の要件を充たすか否かで判定する。

① 次の(イ)または(ロ)による明らかな過重負荷を発症前に受けた。(イ)発生状態を時間的及

び場所的に明確にしうる異常な出来事（業務に関連する出来事）に遭遇した。（ロ）日常業務に比較して特に過重な業務に就労した。
②過重負荷を受けてから症状の出現までの時間経過が医学上妥当である。

運用基準として、以下の各項目に関する説明がある。
①過重負荷とは、基礎的病態を、自然経過を超えて急激に著しく増悪《ぞうあく》させうることが医学経験則上認められる負荷である。
②異常な出来事とは、（イ）極度の緊張、興奮、恐怖、驚愕等、（ロ）緊急に強度の身体的負荷を強いられる突発的または予測困難な異常な事態、または、（ハ）急激で著しい作業環境の変化等を指す。
③日常業務とは、恒常的に時間外労働が行われている場合、その時間を除いた業務を指す。
④特に過重な労働とは、同程度の年齢、経験、健康状態の同僚と比べて過重な労働を指す。
⑤時間経過に関しては、発症直前から前日まで、次に発症一週間以内を考慮し、日常業務を相当超える場合を認定する。二〇〇一（平成一三）年改正により発症前の六か月程度の長期の慢性疲労も原因と認められるようになった。

ケース18は、虚血性心疾患等のリスクの高いメタボリック症候群を有する中年男性の過重労働による典型的な心臓突然死と推定される。

ケース18（長時間運転による過労死）　四二歳男性。酒運搬タンクローリー運転手。身長一六三センチ、体重七六キログラム（肥満）。一一トン車に酒を積み、片道一〇～一四時間（一二〇〇～一九五〇キロメートル）を一人で運転し、車中泊の後帰宅する生活を続けてきた。この頃の一か月当たりの時間外労働は一〇〇～二五〇時間。発症前一週間に西宮―仙台間を二回往復し、運転五四時間、拘束一一一時間。一か月以内では七日前に一回休んだのみであった。検診では、血圧一四四／九〇mmHg、尿糖陽性と高血圧、糖尿病が示唆されたが、未治療であった。帰宅した翌朝、苦悶から転げ回っていた。病院到着時に心室細動を認め、死因は、急性心不全と診断された。休息がない長時間労働が続き、疲労が蓄積していたため、一時的休息や安静が疲労を寛解せず、かえって冠動脈血栓か重症不整脈を誘発したと認定された。

次のケース19は、冠動脈硬化症の既往歴のある中年男性に、労働中の外傷による心理・身体ストレスが加わって増悪(症状が一層悪化)したとして、過労死が認定された裁判例である。なお、労働基準監督署への申請について、三審制で審理され、棄却された時には、損害賠償を求める民事裁判が提起される。

ケース19(外傷後、心理ストレス起因性を認めた過労死)　高血圧、冠動脈硬化症の既往歴のある五四歳男性公務員がベルトコンベアーに右上腕を挟まれ、九日後に切断した。四か月後、狭心症と診断され、以後胸痛発作等が増悪し、一年後の冠動脈バイパス手術後、不整脈と心原性ショック状態で死亡した。労基署は公務外と認定し、遺族年金を支給しないと決定したため、妻が地方公務員災害補償基金の県支部審査会及び同中央審査会に不服審査請求をしたが、これらも棄却されたため、地裁に認定取消しと不支給処分の取消しを求めて提訴した。判決は、狭心症の発症は、基礎疾患である冠動脈硬化が上腕切断による肉体的衝撃や精神的ストレスにより徐々に増悪されたことによるものとして因果関係を認定した(札幌地裁昭和五六年一一月二七日判決)。

ケース19の判決は、上腕切断を要する外傷によるストレスが、冠動脈硬化という基礎疾患を増悪したと認めた。しかし、診療経過を見ると、動脈硬化というより、血栓ができたり、冠動脈攣縮(痙攣性の収縮により冠動脈が狭窄・閉塞する)による急性冠症候群(ACS：acute coronary syndrome。不安定狭心症、急性心筋塞、虚血による心臓突然死などを含む病理学的概念)、あるいは、不安定狭心症の悪化と考えるほうが合理的である。いっぽう、手術自体も、心理的・身体的ストレスを惹起しうる上、手術後、不整脈とショック状態で死亡したことから、手術の合併症としての心筋梗塞、虚血再灌流による心筋障害・不整脈、あるいは、心原性ショックが死に寄与した可能性のほうが大きいと考えられる。

ぽっくり病

ぽっくり病とは、解剖所見に特別異常がなく、他に死因を示す所見を認めない青壮年男性の突然死につき、外因死の可能性が除外された場合に使われる内因性急死の一種である。次の**ケース20**の死亡状況は、ぽっくり病の死亡態様を示している。

――ケース20(ぽっくり病?と過労死)　二六歳の入社三年目の優秀な証券マン。一七一センチ、七四キログラム(肥満)。(一九九〇年代の)バブル崩壊による株価下落等により顧客から苦情が殺到し、連日長時間残業しており、発症前一週間に超過勤務を一日五時間以上していた。社内旅行の温泉旅館で午前三時頃、唸り声をあげていたが、翌朝死亡していた。一日にビール一本を飲み、タバコ六〇本を吸う。喘息、(ストレスに関連して)急性胃腸炎、胃腸神経症の既往があった。

解剖をしないまま書かれた死体検案医の意見書は、「睡眠中に奇声を発して死亡した。若年、虚血性心疾患の危険因子がないことより、自律神経系の異常に伴う突発的な心停止の可能性が高く、死因は、一次性心停止」と診断している。しかし、肥満、喫煙、ストレスは、心血管疾患の危険因子であり、二〇歳代とはいえ、死亡状況から、虚血性心疾患や睡眠時無呼吸症候群を否定できないほか、ぽっくり病の原因として注目されるブルガダ症候群による典型的な突然死の態様を示す。ブルガダ症候群とは、普段心臓に問題のない人が突然起こす心室細動であり、ストレスと無関係に睡眠中に死亡することが多い。遺伝性で、複数の原因遺伝子異常が見つかっている。他方、労基署に要請された専門医の意見書は、仕事による精神的緊張は強く、急激に交感神経緊張状態から解放され、反射的に迷走神経過緊張状態となって心拍動の抑制等を起こしやすい状態にあった旨指摘した。被害者救済の観点から、過労死認定されてよかったが、既往歴がなく、目撃者がいない突然死なので、本来、解剖を要する。なお、ブルガダ症候群は、健診時の心電図所見を見れば、診断できたはずである。

次の**ケース21**は、研修医制度見直しの一つの端緒となった。被告である病院は、ブルガダ症候群であったと主張した。注意すべきは、ブルガダ症候群は、多くの心血管疾患と異なり、心理ストレスとの関連性は知られておらず、むしろ、睡眠中に好発することである。

ケース21（研修医の過労死）　医科大学卒業後、同じ大学の耳鼻科に入った研修医が間もなく死亡した。研修時間（拘束時間）が一か月三〇〇時間を超えており、土曜日曜の休診日も午前中は出勤する勤務状態が三か月以上常態化していた。臨床経験がない上、器用さに欠け、生真面目で傷つきやすい性格であったため、採血、点滴程度でも相当の緊張を強いられ、採血や点滴をミスして患者や医師から厳重注意を受け叱責されたこともあった。また、上司に胸部を押さえるのを目撃され、周囲に胸痛を訴えていた上、大学は健康診断時の心電図異常からブルガダ症候群と主張した。解剖されず、死体検案書には、冠動脈攣縮による急性心筋梗塞と推定診断が記された。裁判所は、研修医は、医療業務の一部を担っており、大学との

間に労働契約関係が存在したと認められるので、大学は健康面も含め、研修医に対し安全に研修業務が遂行できるように「安全配慮義務」を負っていたと認定した。その履行を怠って過重な研修実態を放置し、研修医に対する健康管理を実施しなかったことが、自然的経過を超えて素因としてのブルガダ症候群による突然死を招来したと認め、債務不履行に基づく損害賠償金四二一七万円余りの支払いを命じた（大阪高裁平成一六年七月一五日判決）。

業務中のくも膜下出血

くも膜下出血の多くは、中年者に脳動脈瘤破裂の結果、発生する「病的くも膜下出血」であり、突然死の原因として少なくない。事故、過労等による心理ストレスによる血圧上昇が誘因となる事例が多い。いっぽう、事故、暴行等に伴う頭部打撲は、脳表に小血管損傷、脳挫傷（脳表の小挫滅・小出血の集まり）を生じ、脳表を包むくも膜の下腔（脳脊髄液《のうせきずいえき》を容れる）に出血が拡がる「外傷性くも膜下出血」を生じる。**ケース22**は、転落事故後、脳くも膜下出血が見つかった事例であり、死後しばらくして、労災認定、過労死認定の請求がなされた。結果として、解剖が有効であった。

ケース22（転落前の脳くも膜下出血——労災否認定例）　四〇歳代の製缶工が、工場内で製造中の橋脚基部の梯子状のリブをよじ登っていて、高さ二・六メートル付近から飛び降りるように作業床上に転倒し、H鋼でヘルメット着用の上から頭部を打撲。直後より意識を消失した。病院に運ばれ、くも膜下出血と診断、一〇日後に死亡し、承諾解剖された。頭蓋骨骨折、硬膜上下腔血腫、及び、脳挫傷は認めないが、脳の上下面に高度のくも膜下出血、下面に凝血を認めた。動脈瘤による非外傷性クモ膜下出血と鑑定した。後頭部に打撲傷があり、瘤の破綻に寄与した可能性もあったが、数秒停止し梯子を二〜三段降りた後に落ちたという目撃証言があったため、先にくも膜下出血が起こって意識が低下した結果、転落した可能性が高いと判断した。労基署に依頼された脳外科医、労災医員等、他の専門医も同様に判断した。労基署の裁決は非外傷性くも膜下出血であり、業務に起因する異常な出来事がなく、通常の労働が過重でないことより（一週以内に三日間、八時間勤務）、過労死認定の申請は棄却された（平成一一年九月二四日山口労基署裁決）。

このケースのように、業務中の転落、転倒、衝突等の前後に起こった脳出血、脳クモ膜下出血では、CT等により診断できた場合でも、以下の目的のため、解剖が必須となる。具体的には、①「病的出血か外傷性出血か」を鑑別し、②病的出血である場合も、「転落事故の原因か結果か」を判断し、③「転落時、意識障害が発生した原因となる疾病等の存否」を確認し、④「くも膜下出血以外の外傷の存否」を確認し、「労災・過労死認定に医学的根拠を提供」することである。

このケースでは、遺族が医療過誤を疑ったため解剖されたが、その後、労災・過労死認定が求められ、右記の項目を鑑別する必要が求められた。労働中の予期しない死亡は、理由は何であれ、法医解剖をしておくべきことがわかる。結局、労災・過労死は認定されなかったが、死因等、医学的事項には争う余地を残さずに済んだ。いっぽう、企業には、労務管理上、問題がないとはいえない。なぜなら、発症前日に頭痛があり、勤務先企業の病院を受診し、血圧一五〇／九六 mmHg と明確に高血圧が認められ、くも膜下出血による死に寄与した可能性が高いのに、筋緊張性頭痛と診断し、検査や治療が行われなかったからである。

労働に「関連する」予期しない死亡の事例は、根拠に基づく正しい死因に基づいて、公正に認定すべきである。そのため、全例解剖すべきであるが、解剖の必要性は、遺族にも労働基準監督署にも理解されていない。筆者としては以下の方策を提案したい。①厚生労働省令等により、社員の死亡は、すぐに産業医に通知するものとし、②産業医が労災・過労と死亡の因果関係について解明が必要と判断した事例、または、遺族に説明が必要と思われる事例は、労基署へ届け出て、③同署が解剖を法医学教室や監察医機関に嘱託する制度をつくるべきである。そして、④労基署に、類似事故の再発防止、労働環境の改善に努める部署を新設すべきである。

六　圧受容体反射と迷走神経反射、神経調節性失神

圧受容体は体内のセンサー

暑い日に、立ち上がろうとして気を失い倒れそうになった経験はないだろうか。血圧は上がり過ぎると、脳出血(脳卒中)を起こすいっぽう、下がり過ぎると、脳血流減少により失神(意識障害)につながる。立った時に失神すれば、転倒して頭部外傷を負うことになるし、入浴中の失神により、顔面水没から溺死を引き起こすこともある。

頸動脈洞・大動脈等には、圧受容体と呼ばれるセンサーがあり、それが血圧の高低を感知して、脳幹部に信号を送り、自律神経を介して血圧を調節し、血圧の過度の上昇・低下による死の危険を防ぐ鍵を握っている。神経系のうち、交感神経系は自動車のアクセル、迷走神経系はブレーキのような役割を果たしていて、それらが圧受容体を介して心拍・血圧を調節すること

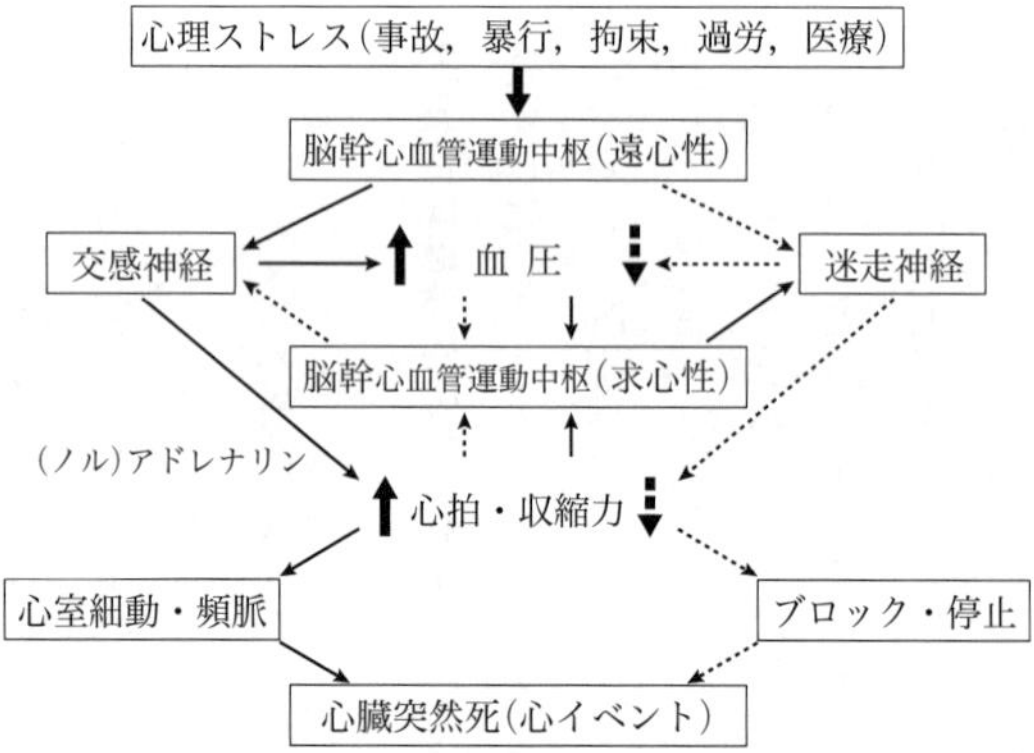

で、バランスをとりながら血液循環の恒常性を維持している(図)。血圧が上昇すると、圧受容体が感知して信号が脳幹部心臓血管中枢に伝達され、交感神経の出力を抑制、迷走神経の出力を増加させる。結果、血圧と心拍数が低下する。反対に、血圧の低下が圧受容体に感知されると、交感神経の出力が増加して血圧と心拍数を増加させる。これらを、〝圧受容体反射〟と呼ぶ。

この圧受容体反射を介した迷走神経の過剰反応が、迷走神経反射、神経調節性失神である。過敏な人では、〝圧受容体反射〟の過剰反応によりブレーキが利き過ぎて心臓が止まり、血圧が下がり過ぎ、死に至ることがある。迷走神経反射は、これまで、法医学において死因としては軽視されてきたが、医療行為、事故、起立等を契機に、心停止、虚脱(過度の血圧低下)、失神に伴う転倒が生じた場合、迷走神経反射や神経調節性失神のことを考慮する必要がある。

迷走神経反射は、体質異常のある人に、何らかの誘因により発生し、死に至らせることがある。迷走神経反射の誘因となるのは、注射、腹部内臓等の炎症・出血、手術による腹膜や胆嚢の刺激、溺水吸引や胃カメラによる咽頭刺激等、診療現場に多数ある。したがって多くの臨床医は、医療行為の最中に心停止や血圧低下が発生すると、迷走神経反射を想起する。

中枢性迷走神経反射といって、痛み、恐怖等により惹起されたストレスが、大脳皮質・視床下部から心臓・血管運動中枢を刺激する結果、迷走神経反射が発生することもある。さらに、過労等による過度の緊張による交感神経緊張が続いた後、緊張が解けた休息時に迷走神経反射による突然死があるといわれている。

ケース23（交通事故と迷走神経反射――前屈による心停止？）　高齢者が自動車運転中、交差点で衝突事故を起こした。相手方運転手である医師が、現場で心停止に気づき蘇生処置を開始。大学病院の救急部に入院後、三日目にベッド上で検査のために体を前屈した時に心停止したが、体位復帰と迷走神経遮断剤投与の結果、心拍動が再開した。さらに翌日、同じ現象を確認した。一〇日目頃より肝・腎不全と肺水腫や炎症による呼吸不全が進み、一八日後に死亡した。

私が解剖した時、所見として、高度の脳・肝・腎・肺病変を認めたが、心停止後の治療で生じたものであり、死因とは、直接関係はない。法医学者と救急医の間で議論したことにより、〝原死因〟は、心停止を惹起した迷走神経反射であると考えた。高齢者は衝突時の衝撃により強い上半身前屈状態となった結果、迷走神経反射が起きて心停止したと考えられる。根拠は、検査の目的で上半身を前屈した時、心停止したが、迷走神経遮断剤投与により心拍が再開し、翌日、同じ現象が再現できたこと、そして、前額部の打撲傷の所見が、衝突時、上半身の強い前屈により生じたと説明できたことによる。しかし、衝突事故は、迷走神経反射（素因）による心停止の誘因であるが、死亡原因ではないので、衝突事故の相手に死亡させた責任は問えない。本事例は、迷走神経反射を死因と認めた法医学分野の唯一の事例報告である。加えて、日常、救急医と法医が一緒に仕事をしている関係の中で、両者が解剖室における議論から死因を究明できた例として、法医学者と救急医には知っておいて欲しい事例である。

迷走神経反射は、医療行為を端緒として発生し、心停止や虚脱（急激な体力消耗や意識障害）の原因となることが多い。そのため、医療事故が問題となる事例の死因究明において、医療行為と容態急変や死亡との因果関係の存否を確認する際、検討すべき病態である。

次のケース24に胃カメラ直後の心停止の事例を紹介する。

ケース24(胃カメラ直後の迷走神経反射)　胃潰瘍と高度の貧血がある中年男性に胃カメラ検査を行い、終了後、ファイバースコープを引き抜いた直後に心停止し、一時的に心拍が再開したが、死亡した。

多くの内視鏡専門医は、胃カメラによる咽頭刺激が、迷走神経反射を介する心停止・虚脱(ケース15参照)を誘発することを知っている。この例のように、ファイバースコープを引き抜いた直後の心停止や虚脱について、専門医は、咽頭刺激に伴う迷走神経反射によると考える。法医学的には、胃カメラという医療行為は、心停止の誘因となっているが、死亡原因とはいえず、原死因は、素因である迷走神経反射であると考える。司法解剖をすると胃カメラによる外傷はなく、心肥大、冠動脈硬化症、心筋線維化・出血・収縮帯等の所見を認めたが、死因と直接関係があるとはいえず、遺族には、素因(迷走神経反射)による死亡であって、医療過誤とはいえないと説明した。

腰椎麻酔の事故にも迷走神経が寄与している。腰椎麻酔では、うつ伏せの患者の腰椎硬膜下に比重の高い麻酔液を注入した後、頭を下げて麻酔液が手術予定の高さに達したことを痛覚刺激により確認するや、頭位を高く保ち呼吸停止を防ぐ。この操作が遅れると、麻酔薬が、呼吸運動を促す上位頸髄の神経を遮断する。これが、腰椎麻酔事故で最多の〝高位麻酔〟である。

腹腔内の手術操作が、迷走神経反射を誘発することも、よく知られている。**ケース25**のように、腰椎麻酔中、医師が、血圧、脈、呼吸等のバイタルサインの確認を怠って、患者が障害を受けた場合、医師の〝経過観察義務〟違反による医療ミスが認められることがある。

ケース25（手術・麻酔と迷走神経反射）　七歳児の虫垂切除術のため、麻酔剤を腰椎部に注入した後、外科医は看護師に五分ごとに血圧を測定するよう指示した。既に血圧低下と低酸素症の傾向が進んでいたのに血圧を二分ごとに測定しなかった。そのため、低血圧に対応できないまま、虫垂根部を牽引した結果、迷走神経反射を介する徐脈・血圧低下が発生し、蘇生処置に努めたが、重篤な後遺症が残った。裁判所は、能書に記載された二分ごとのバイタルサイン確認の指示に反して、医療慣行である五分ごとの確認に留めた結果、低血圧を見逃したとして、この過失と脳機能低下発症との間の因果関係を肯定して、医師の医療ミスと認めた（最高裁平成八年一月二三日判決）。

起立性低血圧

失神とは、一過性の意識消失により姿勢が保持できなくなるが、自然かつ完全に意識が回復する現象であり、失神のため転倒して外傷を負ったり、入浴中の溺死の原因となることがある。

健常人が起立する時には、血液が胸腔から下肢静脈に転移し、心臓への静脈血還流量が減少し、左心室充満圧・心拍出量・全身の血圧が低下する。それを感知した圧受容体からの信号により、交感神経の活動が亢進するとともに、迷走神経の活動が抑制され、血圧が安定的に保たれる。この交感神経活動亢進と迷走神経活動抑制が不十分な人に「起立性低血圧」が発生する。

「神経調節性失神」には、長時間の立位・座位、痛み刺激、不眠、疲労、恐怖等のストレスによる〝情動失神〟、排尿、排便、嚥下、食後、咳等による〝状況失神〟があり、いずれも圧受容体の反射による交感神経の活動亢進と迷走神経の活動抑制が不十分な場合に、一過性の徐脈(脈が遅くなる不整脈)や血圧低下として発生する。これはまた、入浴中の予期しない死亡の原因にもなりうる。

―ケース26(転倒による外傷死の原因は病気?)

糖尿病性壊疽《えそ》のある中年男性が右下腿《かたい》(膝から

足首までの部分)を切断して一か月後、二か月前に行った弁膜症手術と冠動脈バイパス手術の経過観察のため、六回目の胸部X線撮影を行った。車椅子から立ち上がり、一回撮影した後、撮影装置上方の横棒を手でつかみながら側方撮影しようとした時、突然、床に転倒し、直後に意識消失、その後、硬膜下血腫を除去する手術を行ったが死亡した。入院経過中、時に、立ちくらみや眼前暗黒感、体位保持困難、低血糖、徐脈、心房細動を起こしていた。転倒直後の血糖値と脈の数値から、高・低血糖による意識消失と徐脈・不整脈は否定された。片足立ちをしたためかもしれないが、立ちくらみ、眼前暗黒感の既往、今回の立位保持、体位変換等を考えると、一過性の神経調節性失神による転倒の可能性を否定できない。

このように、体位を変えたり、医療行為、ストレス要因等に伴って容態が急変し、あるいは、急死した事例においては、法医学的死因究明においても、迷走神経反射や神経調節性失神の寄与を考慮する必要がある。

4章　その他の予期しない死、突然死

一　溺死

人は、川、海、プールばかりでなく、浴槽でも溺れる。溺死《できし》は、水が気道に入る結果発生する窒息死の一種である。ただ、水が気道を閉塞するばかりでなく、溺水が入った肺胞から生じる泡沫がガス交換を妨げ、あるいは、血中に入った水により、赤血球その他の細胞が破壊されて、細胞内に多いカリウム（K^+）が血中に漏れた結果、高カリウム血症による心室細動から死亡するともいわれる。

稀に、病歴のない若年者がプールに飛び込んだ直後に死亡したので解剖してみると、溺死所見が軽微で、異常所見のない「水浴死」（Immersion Death）があるという。ナイト法医学書によると、「鼻腔、咽頭、喉頭への（冷）水流入による末端の神経の刺激は、迷走神経の反射による徐脈（脈減少）や血圧低下を惹起する」ためという。

解剖による死因究明は、解剖所見と検査所見、既往症、死亡前後の状況を総合して行う。特に、溺死と診断するには、根拠となる所見の確認が求められる。

①　溺水所見　川に落ちた時に、呼吸があれば、水を飲んでしまうが、殺された後で水に投げ込まれた場合は水を飲まない。生前の受傷を示す所見を〝生活反応〟と呼ぶ。死体を検案する時、鼻や口から水が排出され、ＣＴで調べると、気道等に液体の貯留が認められる。その他、溺死体には、以下の所見を認める。

②　白色微細泡沫　死後比較的間もない死体の鼻口部、気道内に認める。肺胞は、薄く小さな風船状の薄い膜様構造であり、毛細血管が包むガス交換の場である。吸気から酸素を血中に取り込み、二酸化炭素を呼気に排出する。肺胞を開き続けるために、シャボン玉をつくる石鹸のように、肺胞にはサーファクタント（界面活性作用のある蛋白質）がある。溺れそうな時、肺胞に入った水を吐き出そうとすると、サーファクタントと水が混じり合い、シャボン玉を吹くように白い小さな泡を生じ、泡は気道を満たし、鼻口部より溢れ出る。

③　溺死肺　溺死すると肺胞に水が浸入して肺水腫となり、肺は膨張して大きくなっている。

開胸時、肺が心臓の前面を覆うように膨隆し、重量も通常の二倍以上まで増えていることがある。一般に肺水腫は、急性心不全(心原性肺水腫)、癲癇《てんかん》等の中枢神経疾患(神経原性肺水腫)、薬物中毒やショック等でよく起こる。例えば心疾患既往者が浴槽内で死亡した場合、肺水腫を認める事例が多い。肺水腫が溺水、心不全のいずれに起因するのか、CT・解剖・組織検査を行っても鑑別は難しい。これは災害死か病死かの判断の難しさでもある。

④プランクトン　プランクトン検査は、正確な溺死診断法である。従来から、溺水時、肺組織内に入った珪藻類等のプランクトンの種類と数を、肺を細切し硫酸と硝酸の中で煮込んで溶かした後、濃縮して顕微鏡で観察する〝壊機検査〟が頻用されてきた。現在は、組織破砕液を酵素で消化する〝酵素法〟に加えて、細菌性プランクトンのDNAをPCRで増幅する方法もある。プランクトンの種類は、川と海で異なり(川の方が海より数が多い)、川と海でも流域・海域による違いがあるので、どこで入水したかの指標となる。確実な判定のためには、水が損傷や死後変化による胸郭欠損部より体内に流入した可能性を除外し、プランクトンが肺に一定数以上含まれること、肝臓・腎臓等にも存在することを確認すべきとされる。

⑤錐体《すいたい》内出血　耳の奥深いところにある錐体が暗紫色に変色しているのを、頭蓋底より透見

できる。錐体出血（実際は、鬱血が多い）は、溺死体に認めることが多いが、溺死特有ではない。例えば、頭部・顔面に高度の鬱血がある窒息死例にも認める。

水死体の場合、「死因の種類」（死の態様）の判断が重要である。具体的には、災害（水泳中の事故、船からの転落）、自殺、他殺、病的発作（心疾患、癲癇《てんかん》）後の溺水など多様であり、保険金殺人も稀にある。例えば、会社役員の中年男性に睡眠薬を混ぜた酒を飲ませた上で、車ごと崖上の道路から川に転落させ、当初、警察が事故死と判断し、解剖もしなかったが、保険金殺人と判明した事例がある。

生命保険は、病死一〇〇〇万円、災害死二〇〇〇万円といった災害時特約がある。そして、民事裁判や生命保険の災害時特約をめぐって、溺水量が多い場合、外来性・災害死と判断され（特約認容）、少ない場合、病死と判断されることが多い（特約非認容）。医学的には、誤った判断である（後述）。ところが、監察医や警察医の検案では、溺水量が少ない場合、虚血性心疾患等により意識を消失して溺水した病死と推定し、溺水量が多い場合には災害死としての溺死と推定される事例が多い。

直接死因が溺死であるとしても、原死因の種類が災害死（事故死）、病死、自殺、他殺のいずれに該当するかは、捜査状況、検査所見をもとに慎重に判断すべきであり、アルコールや既往歴の影響等も考慮する必要がある。

ケース27（水死体の死因の種類）　夜一〇時頃、五〇歳代女性が飲食中、店から姿を消し、翌朝、近くの岸壁の沖五〇〇メートルの海中より発見された。気道内に白色微細泡沫と吐物が多量あり、肺膨隆・水腫（溺死肺）、錐体出血を認めた。頭部・顔面・四肢に打撲傷を認めたが、致命傷となる外傷はなく、冠動脈硬化と心肥大（中等度）を認めた。アルコール濃度は、中等度酩酊相当。直接死因は溺死だが、死亡直前の誤嚥が死に寄与した可能性がある。死因の種類は、酩酊（自己過失）による転落（事故死）、何者かによる突き落とし（他殺）、入水（自殺）、病的発作による転落（病死）等の可能性があった。捜査後、他殺・自殺の可能性を除外できなかったので、死因の種類は、「その他（内因死・外因死不詳）」とした。

溺死所見の評価には、いくつかポイントがある。前記の溺死所見①〜③は生活反応であり、溺死と死後遺棄を区別する手がかりとなる。例えば、高度に腐敗した水死体からプランクトンが検出できないので殺人を疑い、判明した身元から関係者を追及して、保険金殺人後の遺棄を突きとめた事例がある。プランクトン検査は、陽性であっても陰性であっても、評価には注意を要する。睡眠薬を飲まされ溺没させられた場合、海に突き落とされた場合、いずれも他殺であるが、陽性となる。

溺水量では判断できない

溺死体の原死因が、病死か災害死かを、溺死所見から判断するのは難しい。一般に、溺水量が多い死体は、溺死(災害死)と判断される。この判断は正しいとはいえないことが、次の事例からわかる。

ケース28(溺水量の多い病死)　釣りを見ていた若い男が海に転落した後、もがきもせず、しばらく浮いていたが、溺れた。鼻口部泡沫等、明確な溺水所見を認めた。男は抗癲癇薬を服用していたが、時々、意識を失う発作があった。癲癇発作による意識消失後、心肺機能は保持したまま溺水したと推定した。死体検案書には、原死因を癲癇、直接死因を溺水による窒息と記載した。癲癇発作により意識を消失して、転落し、溺死したと考えた。原死因は、癲癇であり、死因の種類は、病死である。

反対に、ケース29のように、溺水量が少ないのに外来性・災害死と判断されるケースがある。

ケース29（溺水量の少ない溺死――水浴死）　船員が酔って船のタラップから海に転落した。すぐに助け上げられ蘇生処置に努めたが、死亡した。肺の膨隆や気道の微細泡沫が少ないことから、水は少量しか飲んでいない。このような事例では、溺死以外の外因死の可能性を除外する必要、酩酊度を調べる必要がある。また、この症例を載せたナイト法医学書には、「このような事例では、既往歴があり、明確に心疾患で死亡した証拠がない限り、心疾患と診断はできない。そして、溺水が少ないのは、溺水の咽頭刺激による迷走神経反射と説明できる」と記されている。本例は、〝水浴死〟に該当する特殊な溺死とされた。

このように溺水の量の多少から、災害死か病死かを決める現状を見直す必要がある。災害死か病死かが争点となった以下の裁判例を基に考えてみたい。

ケース30（川での溺死――災害死か病死か）　一月の寒い日、五〇歳代の釣り人が、川岸でタクシーを降り、三時間後の迎えを要請したのでその時間に迎えに行くと、長靴のまま浅瀬に浮いていた。警察医は、後頭窩《こうとうか》穿刺《せんし》で(後頭部で針を刺して)採取した脳脊髄液に血液が混じっていたという所見により脳出血と診断したが、遺族が納得せず、承諾解剖された。解剖医Aは、少量の溺水(胃内に約一五〇ミリリットル)、軽度の肺膨隆、肺内プランクトン(少数)の存在、中等度酩酊相当のアルコール濃度以外、異常はなかったので、溺死(災害死)と鑑定した。その後、保険の災害時特約をめぐって民事訴訟が提起された。保険会社に依頼された鑑定人Bは、溺死所見が軽微で冠動脈・心臓に病的所見がない、心外膜溢血点が小さいことから、ぽっくり病と診断した。

これに対し、裁判所に依頼された再鑑定人Cは、「軽いとはいえ、溺死の所見は確かにある上、心疾患の確実な証拠や病歴はなく、外因死の可能性が除外できない以上、ぽっくり病とはいえない。溺水が少ないのは、淡水溺水で説明できる(淡水中では細胞が破裂し、血中に漏れたカリウムのため心停止する)。また、寒い日に水中で転倒すれば、酩酊下、浸水・動転により交感神経系が刺激され心イベントにより死亡したか、または、冷水による咽頭・皮膚の刺激による迷走神経反射を介した心抑制・低血圧等により死亡したと推定される」と鑑定した。

本件の民事裁判では、内因死・外因死の鑑別、心イベントの発生の有無が焦点となった。一般に、急性心不全、不整脈、心停止等の心イベントは、心疾患患者に発生するが、心イベント発生後に死亡した人への解剖や組織の所見をもとに判断すると、各種の中毒、寒冷、過度の心理的ストレスを惹起する異常な出来事によって心疾患と無関係に心イベントが発生することは間違いない。いっぽう、「死亡状況不明の水死体は、心疾患の既往・確実な証拠がない限り、内因死と判断するべきでない」というナイト法医学書の〝規範的〟な記載内容は尊重すべきである。また、災害死的な溺死の所見・状況を無視できない以上、外因死の可能性を否定できないので、内因性急死とは診断できないことも、法医学的判断の基本原則である。このケースについては、さらに、以下の要因を考慮した上で、判断した。

冷水中に転落すると、寒冷、動転による交感神経系刺激に伴って冠動脈攣縮、不整脈による心イベントが発生しやすいのに加えて、冷水による皮膚・咽頭刺激による迷走神経反射も発生する。事実、溺死体の多くの心筋には、心臓性突然死に多い、交感神経の刺激と心筋の収縮を反映する心筋収縮帯等が認められる。しかし、災害・事故死、病死、自殺、他殺等の鑑別は、明白・特異的な病死・外因死の所見や状況がない限り、困難である。特に、高額の保険がかけられていて、第三者の介入の可能性が除外できない事例には、慎重な死因究明と捜査、公平な判断が求められる。

一般に発見までの時間経過が長い場合、水死体は腐敗している。江戸時代には、肥満し、顔面の膨満した実在の力士の名に因んで、腐敗した水死体のことを土左衛門と呼んだ。このような水死体では、死因・死亡態様の決定はもとより、死後経過日数の推定も難しい。個人を識別するには、歯牙治療痕やＤＮＡ鑑定が有用である。年齢は、頭蓋骨縫合度、歯牙磨耗度等、性別は頭蓋骨や骨盤の形状等より推定できる。また、生前の傷(生活反応を有する)と船のスクリュー痕、岩石、動物による死体損壊との鑑別を求められることもある。

入浴中の予期しない死亡(「浴中死」と呼ぶ)は、冬季、年間一万数千人の高齢者に発生する、日本人特有の死に方である。特に、死因が法的判断と関連している生命保険の災害時特約の支払いをめぐって、紛争になる事例が多い。前述のように、溺水量の多少と災害死・病死とは必ずしも関連はないのに、検案医や裁判所の死因に関する判断は、溺水量に関する個別判断に左右されるケースが多い。**ケース31**では、溺水量が多いのに、医師と裁判官は病死と判断した。

ケース31(入浴中の死亡1)　三〇分以上入浴していた超高齢者が、浴槽内に座り顔が水没していた。人工呼吸した際、口から水を多量排出し、救急搬送先病院でも、蘇生を試みた時に胃から水を排出したが、死亡した。打撲痕はなく、頭部CT検査の結果、脳出血もなかった。医師は心不全による溺死と診断した。相続人は、保険会社に不慮の事故による災害死として死亡保険金を請求した。原審は請求を認容したが、控訴審は、入浴中の死亡例には心疾患の割合が高いことより、事故の外来性を否定し、心疾患による病死と認め、原告の請求を棄却した（福岡高裁平成八年四月二五日判決）。

浴中死のメカニズム

浴中死は、数が多過ぎる上、温熱により死後変化の進行が早いので、監察医制度が施行されている地域でさえ、解剖されない事例が多い。しかし、CTを使うと、気道・副鼻腔・胃内の溺水、心肥大・冠動脈石灰化（硬化）、肺水腫・鬱血の有無を短時間で示せるため、解剖の代替手段となり、解剖より有効な面もある（後述）。ただし、**ケース32**のように、死後CT上、肺病変の原因が、溺水か心不全か、肺水腫か鬱血か鑑別し難いので、解剖を要する事例もある。

ケース32（入浴中の死亡2）　高血圧しか病歴のない高齢者が自宅の浴槽内で顔面が水没し、死亡していた。CT上、肺鬱血・水腫を示す〝すりガラス影〟は軽度で、気管内の溺水は少なく、心肥大・冠動脈の石灰化(硬化)が見られず、死因を確定できなかったので、解剖した。左心室壁肥厚・線維化を認めたが、冠動脈硬化を欠くので、高血圧性心疾患と診断した。組織検査を行ったところ、肺の鬱血は高度、水腫は軽度であり、(肺水腫のため)肺胞全般に漏れた血漿タンパク質が強く染色されていたが、この所見は、心不全にも溺死にも認めるので、いずれとも断定できなかった。結局、高血圧性心疾患に起因する急性心不全が発生し、意識を失って溺没したが、すぐに心呼吸停止した(病死)と考えた。

浴中死が、日本人に特有な理由は、日本人が好む高温の全身浴では、入浴直後に一時的に血圧が上昇し、交感神経系の緊張による皮膚血管収縮に加えて、高い圧力による胸郭内への静脈還流の増加と呼気時の肺収縮の増加より心臓への負荷が増し、心疾患のある人に心臓発作を誘発するためと考えられてきた。浴室や周囲の低温と浴槽内の高温の温度差に加えて、酩酊していると、血管拡張(低血圧)と不整脈を催しやすくなることから、意識消失、死亡に寄与する。また、満腹状態だと、胃が呼吸運動を抑制し、消化管の血流増加、消化活動の亢進を促す迷走神経緊張が心抑制・血管拡張(低血圧)を促すためだと考えられている。脱衣場の低温と浴槽内の高温の差が問題とする説もある。

入浴中に倒れ、救急搬送後、何事もなかったように回復する人たちについて、一部の救急医は熱中症説を唱えたが、深部体温四〇℃以上持続による臓器障害という熱中症の定義を満たす事例は稀であろう。また、死後、体温は湯の温度変化の影響を受けるので、生前の体温を推定するのは難しい。その上、臓器障害の有無についても、血液・組織検査ともに死後変化の影響を受けるため、解剖、血液検査をしても、判断できない。

私自身は、相応の医学的知見のある〝神経調節性失神説〟が最も合理的と考える。日本循環器学会「循環器病の診断と治療に関するガイドライン」には、浴中死における神経調節性失神の寄与に関する詳細な記載があり、多くの循環器医療者が、診療経験から支持していることがわかる。神経調節性失神は、圧受容体反射の異常に起因する。その圧受容体反射とは、心拍や血圧が変化する時、心臓や頸動脈体等にある圧受容体がそれを感知して、心拍・血圧を元に戻し、心血管系事故や失神を防止する生理的反射機能のことである。被験者の圧受容体機能測定に関する研究により、圧受容体反射が、高齢者、心疾患患者で低下している知見、及び、健常者の反射が高温環境により鈍化している知見が、神経調節性失神説を強く支持している。この説は、圧受容体反射の鈍化を多く認める高齢者が、熱い風呂に入った時に失神する事象を合理的に説明できる。具体的には、交感神経系緊張低下、相対的な迷走神経緊張により血圧低下、徐脈から失神し、心停止に陥ることさえある。神経調節性失神説によると、溺水は、失神すると多く、心停止では認めないから、溺水の多少は、災害死、病死の鑑別の根拠とはならない。

しかしながら、死後、神経調節性失神の客観的証拠は、えがたい。また、失神による溺水は、神経調節性失神以外に、心疾患、糖尿病、一過性脳虚血発作等の患者にも(内因死)、外傷性の癲癇患者(外因死)にも起こりうるからである。そのため、日常生活において、失神発作のエピソードがあり、その原因がある程度判明している場合に限って、神経調節性失神等と診断できると考える。

以上より、浴中死の診断について以下のように考える。①十分な根拠を示さないまま、虚血性心疾患、溺死、熱中症等と診断すべきでない。②解剖かCTを実施した場合も、冠動脈硬化・心筋線維化が虚血性心疾患の診断根拠とならないケース(ガス器具不具合による一酸化炭素中毒)のような場合があるので、外因死の可能性の除外が必須である。③気道内に入った水の有無・多少と肺水腫の有無・強弱が、溺死(災害死)か病死かの判断の根拠とならないことを銘記すべきである。この注意点を理解した上で、死後にCTを活用することが望まれる。

内因死・外因死の明確な根拠を示せない浴中死の大部分については、「入浴中の死亡、詳細不明」(死因の種類「その他(内因死・外因死不詳)」)と、関係者の間で診断を統一する申し合わせをするのがよい。そして、保険や裁判の実務上、内因・外因の寄与度を、先験的に決めておくとよい。具体的には、外因が誘因となった内因死であることを認めた上で、保険金の額は、内因死の場合に支払われる額に一定の限度で外因の寄与度分を加えるのが合理的と考える。

二　アナフィラキシーショック

アナフィラキシーは、「アレルゲン等の侵入により、複数臓器に全身性にアレルギー症状が惹起され、生命に危機を与えうる過敏反応」(定義)であり、アナフィラキシーショックとは、「アナフィラキシーに血圧低下や意識障害を伴う場合」(定義)である。いわゆる、アレルギーによる容態急変を指す。原因は、医薬品が最も多く(薬物性ショック)、ヨード系造影剤、抗生物質、筋弛緩剤、鎮痛解熱剤、局所麻酔剤を含み、食物、ハチに刺されたり、蛇に咬まれた傷等も少なくない。

ショックとは、「生体に対する侵襲、侵襲に対する生体反応の結果、重要臓器の血流が維持できなくなり、細胞の代謝障害や臓器障害が起こり、生命の危機に至る急性の症候群」である(日本救急医学会の定義)。出血、心不全、敗血症、アレルギー反応等、様々な原因により発症し、心臓・血管内の血液量を維持できず、血管周囲の免疫細胞等から分泌される液性メディエーター（ヒスタミン、サイトカイン等）の作用により血管透過性が亢進して血漿成分が組織内に漏れ、また、臓器が障害を受ける病態である。例えば、出血性ショックは、臓器・血管の損傷、胃潰瘍、出産・手術中の事故等により、心血管系内の〝有効循環血液〟が減少する結果、諸臓器が十分な血液供給を受けられない病態である。

臨床経過は早く、多くの場合、薬物で五分、ハチ毒で一〇分、食物で三〇分程度経って発症するという。しかし、稀に発生する〝遅発性アナフィラキシーショック〟は、注射等の数時間後に急激に進行する。症状は、標的臓器によって多様である。血管周囲にいるマスト細胞等の免疫細胞等から、ヒスタミン（血管収縮）、サイトカイン（炎症）、血小板活性化因子（血栓、血管収縮）、補体（免疫反応補助タンパク質）等、様々な〝液性メディエーター〟が分泌される結果、気管支喘息、喉頭浮腫、気管支分泌増加、肺水腫、狭心症、皮疹等を発症する。

アナフィラキシーショックは、既往症として、花粉症、蕁麻《じんま》疹《しん》、喘息《ぜんそく》等のアレルギー性疾患のある人に発症しやすい。また、誘因として、食物、自律神経系の変化（ストレス）、濫用薬（覚醒剤、コカイン、大麻）、アルコール、医療行為（カテーテル等）が知られている。

ケース33（学校給食によるアナフィラキシーショック）　事故の一年前、学校給食で乳製品を食べた後、アナフィラキシーを発症した既往歴のある小学五年生女児が、給食時、チーズ入りの「じゃがいものチヂミ」を、保護者が作成したアレルギー危険食物リストにないと教師に示したうえで、食べた。約二五分後、「気持ちが悪い」と訴えた時、顔面は紅潮し、息苦しそうであった。教師は、所持品にエピペン（アドレナリン注射器）を見つけたが、女児に「打たないで」といわれた。数分後に駆けつけた養護教員が救急要請した後、食物によるアナフィラキシーと認識し、エピペンを注射したが、心肺停止に陥った。蘇生処置に努めたが、約三時間後、救急搬送先病院で死亡が確認された。

次のケース34のように、アナフィラキシーショックは、いったん発症すると、大学病院でも救命できない例が少なくない。ショックに陥ると、血管透過性亢進のため、輸血・輸液しても、心臓・血管内に血漿成分を保てないからである。

ケース34（ヨード系造影剤によるショック）　高齢者が、喉の奥の痛みを訴えたので、CTに先立ってヨード系造影剤を投与した直後、呼吸困難に陥った。アドレナリン（受容体作働薬）

を反復投与したが、九五分後に血圧が急激に低下、直後に心停止し、約一時間蘇生に努めた後、死亡を確認。原死因は、造影剤によるアナフィラキシーと鑑定した。喉頭浮腫も認めたが、主な直接死因は、肺水腫による呼吸不全と循環血液量減少性ショックと診断した。

ケース34では、医師が異状死届出をし、司法解剖が行われたのは、医師・遺族双方によかった。遺族は強く医療過誤を疑ったが、丁寧に説明して納得していただいた。医師は、注射前、アレルギーについて問診しており、造影剤の予備試験は予見可能性がなく、求められておらず、容態急変後の治療に遅れはなかった。

ケース35（造影検査後の遅発性アナフィラキシーと出血性ショック）　狭心症の既往歴のある中年男性が腰痛を訴えて受診した大学病院で、尿路結石を疑われ、尿路造影検査を受けた。検査終了二時間後、玄関前で倒れており、輸血等の治療を行ったが、ショック状態が悪化して死亡した。外表に損傷を認めなかったが、急死事例に必発の強い死斑が欠如していたので、解剖前、出血死と推測した。解剖により、肝挫裂傷による腹腔内出血、右腎臓挫裂傷による後腹膜下出血を認めたほか、冠動脈硬化を認めた。右腕外側打撲傷、右側胸下部筋肉内出血より、右側へ転倒し、肝・腎損傷を負ったと推定した。心臓・気道の組織にアレルギーに寄与する好酸球(白血球の一種)が多いことが気になって、文献を調べた。遅発性アナフィラキシーの可能性に気づき、発症時に血中に放出されるトリプターゼを調べると高値を示したので、造影剤による遅発性アナフィラキシーと鑑定した。狭心症の可能性を除外し、アナフィラキシーショックに伴う血圧低下(低酸素脳症)の結果、意識を消失して転倒し、肝・腎挫裂傷による出血性ショックが続発し、輸血・輸液に対する反応が悪く、死亡したと推定した。

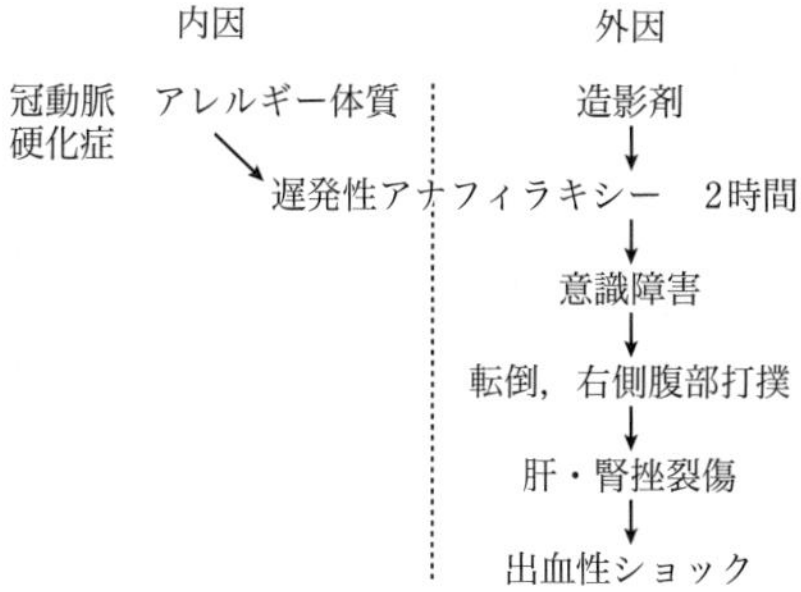

アナフィラキシーショックは、一般に薬剤・造影剤等の投与後長くても一五分以内に起こる。しかし、このケースでは、二時間後の歩行中に突然、発症したと考えられる。さらに(死斑以外)外表に異状を認めない〝異状死〟・〝外傷関連死〟であり、臨床医の届け出、解剖を要する事例であった。遅発性アナフィラキシーの知識を持つ医師は少ないため、狭心症の既往から、虚血性心疾患(病死)と誤診された可能性がある。薬物が誘因となった内因性の

アレルギー性疾患による死であるが、薬物の副作用による外因死の要素もある。

本件のように、倒れた状況が目撃されておらず、事故や第三者の関与が否定できない事例は、臨床経過いかんにかかわらず、異状死届出後の法医解剖、または、医療事故調査制度(後述)による解剖が必須である。

ケース36は、アナフィラキシーに伴う狭心症により心停止したが、死亡の直接的な因果関係が否定された事例である。なお、糖尿病患者は、感染症に罹りやすい。

ケース36(心臓アナフィラキシー)　自己管理不良の高齢糖尿病患者が、糖尿病性腎症に対して腎透析を受けていた。過去に、壊疽による右下肢切断、床ずれによる感染、肺炎、高血糖性意識障害で数回入院していた。A病院で糖尿病性白内障の手術の前、薬物の副作用について問診を受け、「ペニシリン系抗菌剤に対してじんま疹、全身性ショックがあった」と答えていた。これを見落とした医師が、術後眼内炎に対してペニシリン系抗菌剤を点滴開始した直後に心停止した。アドレナリン注射、気管内挿管により一五分後に蘇生し、心電図は狭心症の所見を示していた。約二時間後、心機能は正常化しており、B大学病院に転院。事故三日

後、起き上がろうとして急に血中の酸素飽和度が低下した。動脈の血中低酸素・高炭酸から痰による窒息により容態が急変したと推定。重症肺炎・高血糖に対しセファレキシン・インスリンを持続投与し、その後、痰から院内感染に関係した細菌を検出したのでバンコマイシンを投与し、院内感染対策を強化したが、敗血症のため四日後に死亡した。

解剖後、A病院から取り寄せた容態急変直後の血液を調べると、アナフィラキシー発生時、マスト細胞から血中に放出されるトリプターゼが高値を示していたことから、ペニシリン系抗菌剤がアナフィラキシー性冠動脈攣縮（狭心症）を惹き起こしたことによる心停止と診断した。

医師が、カルテの問診結果を見過ごし、抗菌剤を投与した結果、アレルギー性急性冠症候群から心停止したが、その後の治療により心機能は正常化したので、薬物投与と死亡の間に直接の因果関係はない。しかし、気管内挿管によって肺炎を発症したが、肺炎は予見できないので、医療過誤とはいえない。

ケース37（注射直後の容態急変の原因は？）

開業医が、高齢者の肩にできた膿がたまった膿瘍からドレーンを使って膿を排出し、ペニシリン系の抗菌剤を筋肉注射した直後、高齢者の意識が低下した。ベッドに横たえ、一時間ほど様子を見ていたが、大丈夫そうだったので、帰宅させたが、翌朝死亡していた。抗菌剤の注射直後に容態が急変したので、アナフィラキシーが疑われた。しかし、解剖により、既往症（高血圧）による脳出血により死亡したと判明した。

このように注射後の急死では、薬物の過剰・過誤投与等（外因）と、アナフィラキシーショック、疾患自体の悪化（内因）等との鑑別診断を要する。アナフィラキシーと診断した自験例の中に、大動脈解離による急死例もみられた。このように、薬物投与直後に死亡し、アナフィラキシーショックと診断したが、解剖により誤診と判明する事例が少なくないので、薬物投与後の急死事例に、解剖は欠かせない。

三　肺塞栓症

震災関連死、術後急死の主役

下肢等の深部静脈に生じた血栓が静脈血流に乗って、右心房、右心室を通り、肺に流入して肺動脈を塞いだ結果、急性肺血栓塞栓症(肺塞栓症《はいそくせんしょう》)を生じる。

かつて、手術後、患者は絶対安静を強いられた。今はできるだけ早くベッドを離れ、運動するように勧められる。なぜかというと、肺塞栓症で突然死しないためである。肺塞栓症は、東日本大震災後には、避難所等で多発した。エコノミークラス症候群は、水分補給が不足(凝固因子が濃縮)したまま、航空機のエコノミークラスの座席で長時間過ごす(血流鬱滞《けつりゅううったい》)乗客に発生する下肢静脈血栓・肺塞栓症である。なぜ、肺塞栓症が注目されるかというと、予防できるので、予防策を講じなかった管理者が法的責任を問われるためである。

血栓ができる三大危険因子として、血流鬱滞、血管内皮障害、血液凝固の亢進が知られている。血流鬱滞は、手術後、災害避難、下肢骨折、引きこもり等の状況による運動低下により生じる。心房細動(心房が細かく痙攣し、血液を送り出せない状態)の患者は心房内に、鬱血性心不全の患者は左右心室内の血液が、それぞれ鬱滞するため、血栓を生じやすい。

健常な血管内皮は、血栓の形成を抑制する。ところが、血管内皮が、骨折、注射、動脈硬化巣の破綻等で損傷を受けると、血管内部の組織因子・コラーゲンが凝固系や血小板と接触し、活性化する結果、血栓形成が促される。また、血液凝固能は、脱水、産後、がん患者に亢進することが多い。これらの状況が、肺塞栓症の危険因子である。

日本人の肺塞栓発症率は、欧米人の数分の一（手術一万件当たり三～四件）と低いが、近年、注目されるようになった。六〇～七〇歳代の女性に多い。右心室から肺に静脈血が流入するのが塞がれる結果、呼吸困難、右心負荷に伴う右心不全が進み、静脈系の鬱血、動脈系の虚血が進行する。

症状としては、呼吸困難、胸痛、頻脈（脈拍が速くなる不整脈）、呼吸が早くなる頻呼吸が多く、ショックもある。また、検査所見として、下肢の腫脹《しゅちょう》（腫れ上がり）と周囲径の左右差、深部静脈血栓に沿う発赤・疼痛、動脈血酸素飽和度低下がある。特に、手術後の患者に多発し、安静解除後の起立、身体拘束の解除、脊椎麻酔後の体位変換、歩行・排便・排尿等の際に発症することが多いので、病院には予防対策が求められる。そして医療者は、予防策を怠ると、民事責任を追及される。

法医学実務上、高齢者・肥満者が転倒・交通事故により骨折した二～四週後に発生する例が多く、胸痛を伴う〝突然死〟が典型的なケースである。

ケース38（事故後、肺塞栓症の予見義務）　交通事故により頭蓋骨骨折を負った大学生が入院中、急性硬膜下血腫を生じ、さらにリハビリ中の病院で肺塞栓を起こし植物状態となった。

判決は、医師は、急性硬膜下血腫や肺塞栓が発症することは予見可能であり、回避すべき注意義務に違反したとして、交通事故の加害者と医師の連帯責任を認め、被害者に入通院慰謝料三五〇万円、後遺障害慰謝料二〇〇〇万円等の支払いを命じた（大阪地裁平成七年六月二二日判決）。

本ケースは大学生だが、肺塞栓症は、中高年男女の予期しない死亡では、必ず考慮すべきである。判決は、医師の対応の遅れと傷害との因果関係は否定したが、交通事故後の治療中、肺塞栓症が起こることは予見できたとして、患者側の期待権侵害を認めた上で、事故の加害者と医師の連帯責任を認めたのであった。

厚労省のモデル事業

後述するように、司法解剖や警察の捜査では、遺族や当該病院への情報開示の制限等、問題点が多い。そこで、厚生労働省は、診療関連死について、医療専門家が解剖及び診療経過の分析を通して、中立的な立場で、死因や事故原因を調査・分析する「診療行為に関連した死亡の調査分析モデル事業」（以下、「モデル事業」）を二〇〇七年から二〇一五年にかけて行った。

ケース39（骨折後の肺塞栓症）　狭心症の既往歴のある中年男性が雪の日、通勤途上、転倒し、大腿骨骨折を負った。入院中、胸痛発作が一度あった。約一週間後、骨折の整復手術を行い、順調に回復していたところ、約二週間後、病室で突然容体が急変。治療のかいなく、間もなく死亡が確認された。病院は、死因を虚血性心疾患とした死亡診断書を交付しようとしたが、妻が納得せず、診療関連死モデル事業による解剖・調査が行われることになった。私は解剖立ち会いを依頼されていたが、当該病院関係者が多忙を理由にモデル事業の解剖・調査を辞退すると聞いた。相談を受けたので、妻に警察通告を勧め、警察に事情を伝え、自ら司法解剖を行った。その結果、下肢静脈血栓による肺塞栓症と判明したので、解剖直後、医学的内容を妻に説明し、法的判断は検察官に聞くように伝えた。後日、妻から弁護士立ち会いの説明を求められたが、お断りした。

司法解剖執刀医が、結果を遺族や病院関係者に説明・伝達できないことが、医療界の不満の根底にあり、それが厚労省がモデル事業を始めた理由であった。本件ではモデル事業の解剖や調査は行われなかったものの、私は、別記する取り組みをもとに、本件では、解剖当日、結果を遺族に説明した。病院には、警察を通じて、肺塞栓という解剖結果を伝えた上で予防対策の実施状況を問い合わせ、その回答書を鑑定書に添付して検察庁に提出した。検察官は、本件のような場合、民事的対応もすると聞くから、当該病院は、遺族(弁護士)と補償の交渉ができたはずである。

本件は、何らかの形で解剖を行い、結果を関係者間で共有すれば済む事例であり、モデル事業の調査までも必要でなかったが、改めて、院内で容態急変後、死亡した事例における解剖の必要性を明示している。ところが、その後、モデル事業を引き継いで医療法の改正により発足した医療事故調査制度(後述)では、調査は、事故に起因した、予期しない、そして、事前説明(インフォームドコンセント)がなかったと病院長が判断した場合に行えばよく、解剖は、必須でない。肺塞栓は、死後、CTでは診断できず、解剖を要する。仮に、本件の遺族が医師の(虚血性心疾患の)説明に納得した場合、死因を誤った上、遺族は補償の権利を失い、病院は事故と再発防止策を放置したであろう。

様々な疾患が肺塞栓症の誘因となることが知られている。次の事例では、大量出血後死亡していたが、解剖の結果、死因は、肺塞栓症であった。

ケース40（子宮筋腫から出血が続いていた女性の急死）　在宅勤務中の中年女性に子宮筋腫があり、不正出血が続いていた。下肢の腫脹が強くなり、数日前から歩行障害が顕著となった。夕方、夫が帰宅すると、床に倒れ、出血が拡がっていた。検案時、左右下肢に強い浮腫と腫脹が見られた。死斑は、出血死であれば弱いのに、中等度出現していた。行政解剖により、予想した肺血栓塞栓症を認めた。巨大な子宮筋腫により、骨盤内の静脈が圧迫され、血流の停滞により左右下肢の浮腫・腫脹、及び、骨盤内の静脈に血栓が生じたと考えられた。

ケース40は、下肢の腫脹による歩行障害の発生時に受診していれば防げた。その他、進行がんの患者が、入浴後、急死した事例に急死所見を認め、ＣＴで診断できなかったので、行政解剖し、肺塞栓を見出したことがある。

ケース41は、交通事故後、入院中、医療行為を端緒として突然死した事例であり、心筋梗塞、神経原性ショックと肺塞栓症の鑑別診断、医療ミスの有無の判断が求められた。

―ケース41（交通事故後の肺塞栓症）　交差点を横断中の六〇歳代女性が、オートバイと接触・

転倒し、一週間後に右上腕骨・左脛骨の骨折を整復する手術を受けた。一一日目より四肢の麻痺・呼吸不全が進んだため二二日目に、頸髄圧迫解除のため第三―六頸椎後方拡大術を行った。二四日目の夜半、気道吸引を嫌がり、体を動かした直後に容態が急変し、一〇分後心停止した。解剖所見より、下肢静脈に血栓ができたことに由来する肺塞栓症が直接の死因と判断した。

手術後の体動制限と高齢・肥満が相俟って下肢静脈に血栓を生じた。窒息予防のため痰を吸引した際の体動により、下肢静脈の血栓が肺の血管を塞いだと考えられる。体動による頸髄損傷に起因する神経原性ショックを考慮する必要があり、心肥大、糖尿病性腎症も見られたが、いずれも女性の死への寄与の可能性は、除外された。

ケース41のように、入院中、医療行為を端緒に死亡した事例では、肺塞栓症、心筋梗塞が疑われるが、画像診断は困難であり、医療紛争を避けるため、異状死届出による法医解剖、または、医療事故調査制度による解剖が必須である。本件は、既往症、交通事故、(手術・窒息・塞栓症の予防措置等の)診療行為が寄与した死であり、解剖に加えて、第三者医療者による診療経過・予防措置の評価が求められる。

四　脂肪塞栓症候群

骨折後、防げない急死

脂肪塞栓《しぼうそくせん》は、肺塞栓と違って、発生は稀だが、予防し難く、重症例は救命できない危険な病態である。症状が多彩で、他の病態と区別し難いが、解剖により脂肪塞栓と診断されれば、医師は責任を免れる。

脂肪塞栓は、骨折などの外傷によって、骨髄や皮下の脂肪組織が遊離し、脂肪滴が血管内に流入して末梢血管の循環障害を来すことで発症する。骨折のほかにも、脂肪吸引術や熱傷、股関節・膝関節の手術、心肺蘇生等でも発症した事例がある。外傷以外に、脂肪肝、急性膵炎、骨髄炎等が発生要因となる。多くは、受傷一〜三日後に発症し、低酸素血症、呼吸困難、頻呼吸等の肺症状が起きることが多く、肺X線写真に〝吹雪像〟が出ることで知られる。早期診断による対症療法が求められるが、よい検査法はない。解剖事例では、組織の脂肪染色により確実に診断できる。

脂肪塞栓症候群が発症すると救命も難しい。交通事故や転倒事故による大腿骨骨折の症例では、出血性ショック(事故から数時間後)、脂肪塞栓症候群(一〜三日後)、肺塞栓症(二〜三週間後)を鑑別する必要があり、診断には解剖が必須である。併発する事例も少なくない。

ケース42(大腿骨骨折後の出血性ショックと脂肪塞栓症)　午前八時過ぎ、脳梗塞のため左半身麻痺のある高齢者が老人ホームで車椅子に座り食事中、職員がストッパーをかけ忘れていたため、床に転落した。九〜一〇時頃、第一の病院でCT・X線撮影し、異常なしと判断され、ホームに帰されたが、一一時三〇分頃より容態が悪化した。午後一時頃、老人ホームの嘱託医が骨折に気づいて治療を始め二時頃より第二の病院で蘇生を試みたが、午後五時過ぎに死亡。解剖の結果、左大腿骨骨折(筋肉内出血)、左多発肋骨骨折(気胸)、諸臓器乏血状、ショック腎所見、左側頭筋内出血、脳クモ膜下出血、大脳軟化巣(脳梗塞後遺症)、肺脂肪塞栓症(組織診断)が認められた。死因は、左大腿骨骨折による出血性ショックを主因、肺脂肪塞栓症を従因と考えた。一般に、出血性ショックの場合、救命可能性が認められるが、脂肪塞栓症候群では認められないので、医師の法的責任も、死因が主に脂肪塞栓症候群なら、問われないと考えられる。

このケースの場合、医師には、X線やCT撮影はしたが、多発骨折を見逃して帰した過失があり、老人ホームの職員には、車椅子のストッパーのかけ忘れ、容態悪化後の血圧・脈測定、往診依頼・救急搬送の遅れについて責任が問われる。

五　電解質異常

ナトリウム、カリウムが見えない凶器に

電解質とは、水に溶けると電気を通すナトリウム（Na^+）、カリウム（K^+）、カルシウム（Ca^{2+}）等を指す。人は細胞内ではカリウム（K^+）濃度を高く、細胞外ではナトリウム（Na^+）濃度を高く保つことで、全ての細胞の機能を維持・調節している。また、神経の活動や心拍動・収縮は、細胞内の電解質濃度の厳密な調節に依存している。そのため、電解質に異常を来すと、不整脈、呼吸筋麻痺から突然死することがある。なお、血中ではNa^+は高く、K^+は低く保たれる。

高カリウム血症

電解質異常のうち、高カリウム血症には、心室細動・徐脈等の不整脈、心停止、筋麻痺、そ

して、突然死の危険がある。カリウムは、主に食物から摂取され、細胞内に蓄積され、尿に排泄される。糖尿病に伴うインスリンの欠乏と高血糖は、高カリウム血症を生じさせるが、グルコース・インスリン注入療法によって細胞内にグルコースとカリウムを取り込むことで軽減される。

　高カリウム血症等の電解質異常は、外見上証拠を残さずに人を急死させうる。実際、高カリウム液注射が用いられた安楽死事件がある。生理食塩水で希釈して用いるべき〝点滴用〟カリウム液を誤って〝静脈注射〟して患者を死亡させた医療過誤も少なくない。また、阪神・淡路大震災では、身体の一部が長時間挟まれた後、助け出された多くの人が〝筋挫滅症候群《きんざめつしょうこうぐん》〟に陥った。これは、筋肉が圧迫(虚血)状態から解放された後、外傷、あるいは、虚血再灌流障害を受けた筋肉細胞から、血中にカリウムが漏れて不整脈が発生し、または、ミオグロビンが漏れて腎障害が発生する病態である。さらに、後述する冤罪事件(ケース58、湖東病院事件)では、患者に持続投与された利尿剤による低カリウム血症が問題となった。いっぽう、ナトリウムの高低の異常も急死、医療過誤の原因となりうる。

　電解質異常は、病態名であって、疾病名ではない。胃腸や腎臓の疾患、薬物、嘔吐、下痢、多尿、発汗等によって、人間は容易に電解質異常に陥る。生前、電解質異常が起きていたことを死体から知ることが難しいため、これまで、法医学者が、死因究明において、電解質異常に注目することは、ほとんどなかった。子細にみると、電解質異常に起因する予期せぬ死亡は少なくない。

次の**ケース43**は、手術の直後に容体が急変した経過から、医療事故に見えるが、実際は、既往症、事故、医療行為が相互に作用しながら、高カリウム血症が死を誘発した事例である。なお、高度肥満は、脂質異常症、高血圧の他、インスリンの効かない(インスリン抵抗性)糖尿病を伴うことが多く、インスリン・グルコース注入による高カリウム血症の治療が効かない。

ケース43(肥満者の大腿骨骨折整復後の容態急変)　車にはねられ、大腿骨を骨折した患者に高度肥満、インスリン抵抗性糖尿病と肥大型心筋症の既往症があり、心室性頻脈(正常脈拍六〇～八〇回/分のところ、一〇〇回/分以上となる)が時々発生していた。肺塞栓症や感染症のリスクを考慮して、早期離床を目指し、翌日には大腿骨骨折部を固定する手術を行った。肥満のため、五時間に及んだ手術を無事終了した直後、正常であった血中カリウム濃度が、約三〇分後には急上昇し、その直後に心室細動に陥った。インスリン・グルコース療法等を行

ったが、高カリウム血症を正常化できず、心室性頻脈が持続したため、(十分な心拍出量を得られない)心原性ショックを脱することができず、多臓器不全に陥り、翌日、死亡した。解剖により、脂肪塞栓、肺塞栓、出血性ショックの可能性は除外され、心肥大の原因は、既往症であった肥大型心筋症でなく、冠動脈硬化による虚血性心疾患であった。

ケース43では、手術後の血流再開に伴い、大腿骨骨折部周囲の筋挫滅部(挫滅とは、潰れること)より細胞外に漏れたカリウムが血中に流れ込んだ。また、肥満のため手術中圧迫を受けていた筋肉が虚血に陥った後、血流再開による〝虚血再灌流障害〟も加わり、さらに、使用した鎮静麻酔剤にも高カリウム血症の副作用があったため、急激に血中カリウム濃度が上昇したと考えられる。患者には高度肥満によるインスリン抵抗性(インスリンが効かない)糖尿病の持病があったため、インスリンによる血中カリウムの細胞内取り込みがうまくいかず、術後の高カリウム血症を解消できなかった。結局、肥満、糖尿病、心室性頻脈を伴う虚血性心疾患の既往症があったため、骨折の手術後に生じた高カリウム血症が死の誘因となったと考えられる。なお、担当医師は、尿をアルカリ化しミオグロビン等の排泄を促す重曹入り輸液を続けていたため、ミオグロビンによる腎障害は防止された。

家族は、術中・術後の若年者の容態急変に続く死を、医療過誤と思うことが多い。しかし、本件の診療録には、予想される病態と、医師が細心の注意を払って対応した内容が記載されていたため紛争化しなかった。検察官には、鑑定書の内容について詳しく説明した。

低カリウム血症

低カリウム血症は、筋力低下、四肢・呼吸筋の麻痺、腸閉塞、(特に、心筋梗塞患者に多い)心室性頻脈、心臓突然死の誘因となる。低カリウム血症の原因として、下痢・嘔吐・下剤によるカリウムの消化管からの喪失、利尿剤(高血圧・心不全治療)による腎臓からの喪失に加えて、細胞内へのカリウム取り込みを促進する呼吸性・代謝性アルカローシス(呼吸異常または代謝異常により血中アルカリ度が高くなる状態)、低体温、インスリンの過剰投与、β-アドレナリン作働薬投与、ストレスに伴うアドレナリン放出、抗利尿ホルモンの過剰分泌などがある。下剤や利尿剤を常用している高齢者が、夏風邪をひいて、下痢、嘔吐、摂食障害に陥ると、容易に低カリウム血症となり、冠動脈硬化があれば、心室性頻脈等により心臓性の突然死に至ることがある。多量の汗も低カリウム血症の原因となる。

ダイエット目的の過剰な利尿剤や下剤の常用、嘔吐が続いたことによる低カリウム血症等が誘因となって、筋力や血圧が低下する〝偽性バーター症候群〟という病気がある。主要症状は、低カリウム血症の症状と同様であり、次のケース44では、呼吸筋麻痺から死亡したと推定した。

ケース44（やせ薬連続服用後の突然死）　四〇歳代女性が、インターネットで外国から購入した七種のやせ薬を服用し続け、下痢、嘔吐、摂食障害が続いたが、やめなかった。八日目、衰弱が顕著となり、就床した直後、呼吸が苦しくなり、やがて呼吸停止に至った。救急搬送先病院で、筋緊張低下による舌根沈下・上気道閉塞・呼吸筋麻痺を認め、血液検査により、著明な低カリウム血症、及び代謝性アルカローシスを確認した。診療経過とその後の組織検査から、先天異常であるバーター症候群と同様の病態を示す薬剤性の偽性バーター症候群と診断された。血液検査により七種類のやせ薬（利尿剤と覚醒剤の成分を含む）、六種の抗精神病薬が検出された。特に、利尿剤等による低カリウム血症に、偽性バーター症候群に伴う腎障害による低カリウム血症が加わった結果、極度の低カリウム血症により呼吸が抑制されて死亡したと推定された。

本事例は、偽性バーター症候群の解剖報告の第一例であった。端緒は、私の教室の大学院生が、異常な低カリウム血症の原因を調べて偽性バーター症候群の可能性を指摘したことである。東大腎臓内科に助けを求めると、何と、F教授はバーター症候群を提唱したバーター教授の門下生(留学)であった。T講師が、組織を詳しく調べ、偽性バーター症候群と確定診断した。また、薬毒物分析担当の技官が工夫を凝らして、成分不明の七種類の薬物の成分を分析した。

司法解剖の情報は、検察官が刑事裁判で開示する前に開示することができない。しかし、公益目的での使用は除外されている。私は、ケース44を担当した時、類似事例が多いことに気づき、解剖・検査の情報の公開が再発防止に役立つと確信した。厚生労働省に、やせ薬の成分を確認した後に連絡したが、無視された。たまたま、別件で取材しに来た新聞記者が、記事にすると、直後に厚労省から問い合わせを受け、危険情報として公開された結果、その後、類似事案に関する問い合わせを受けた。この事例は、司法解剖の情報が公益上、極めて有益となりうるので開示の途を開くべきことを示している。本件の鑑定内容は、法医学(薬物分析)、臨床医学(症例報告、病態分析)の三つの英文論文となり、医学的貢献をした。また、鑑定経験は、何年も経った後、後述する湖東病院事件の再鑑定に活かされた。

低ナトリウム血症

血中のナトリウム濃度は、主に水の摂取・排泄により調節される。血液中のナトリウムが少なくなる低ナトリウム血症は、水の摂取過剰あるいは排泄困難により発生し、逆に高ナトリウム血症は、体内の水不足により発生する。そして、水とナトリウムの喪失は、有効に体内を循環している血液量の低下(ショック)をもたらし、逆に過剰は、浮腫を発生させる。人間は喉が渇くと脳下垂体から抗利尿ホルモン(バソプレッシン)を分泌して尿の量を少なくし、腎臓で水の再吸収を促進し、水が過度に失われることや高ナトリウム血症に陥ることを防止する。反対に、抗利尿ホルモンの分泌を抑制することで、水の貯留過剰(浮腫、胸水等)や低ナトリウム血症を防止する。いっぽう、心不全や腎不全のため、組織間質の水分が増加し(浮腫)、血管内の有効循環血液量が減少すると(ショック)、抗利尿ホルモン分泌が増加し、腎臓から水が過剰に再吸収されるため、低ナトリウム血症となる。その他、利尿剤の副作用や尿細管の障害、腎臓以外から水分を喪失する嘔吐・下痢、発汗後に塩分を補給せず水分のみ急速補給した場合等にも、低ナトリウム血症となる。

低ナトリウム血症は、様々な原因により脳浮腫を生じさせ、痙攣《けいれん》、意識障害、呼吸停止・低酸素脳症を発生させる。特に、細胞外液の少ない幼児や高齢者に嘔吐・下痢・摂食障害が続く場合、あるいは、過剰・不要な利尿剤・下剤を服用し続けた場合、脱水を伴う低ナトリウム血症や低カリウム血症に陥る結果、不整脈、ショック等により突然死する危険がある。

ケース45（風邪を端緒に高齢者の容態が急変）　老人ホーム内で、虚血性心疾患と心不全の既往症のある高齢者が、心不全の治療に使われるジギタリス製剤と利尿剤を服用し続けていた。風邪の症状が現われた後、嘔吐が続いたため入院。医師は低ナトリウム血症に気づき、水や電解質を補給した結果、二日後には正常化した。心電図からジギタリス製剤の中毒が疑われたため、血液検査により確認した後、服薬を中止したところ、四日目より痙攣が続き、高痙攣薬が効かずに死亡した。解剖上、心不全の所見はなく（心不全治療薬ジギタリス製剤の投与も不要）、出血性膀胱炎が認められた。解剖時、橋を含む脳幹部が異常に軟らかいと感じたので、神経病理医に指導を仰ぐと、神経細胞の軸索を被う髄鞘《ずいしょう》の疾患で痙攣や手足のまひを起こす〝橋《きょう》中心《ちゅうしん》髄鞘《ずいしょう》融解症《ゆうかいしょう》〟と指摘された（症例報告論文となった）。

この高齢者は、元々、出血性膀胱炎による貧血に加えて、利尿剤服用に、嘔吐・摂食障害が加わって脱水及び低ナトリウム血症が進行していた。脱水のため、ジギタリス製剤の血中濃度が上昇し、中毒に陥り、それに伴う嘔吐により、さらに脱水と浸透圧の上昇が進行した結果、橋中心髄鞘融解症を発症したと思われる。この病気は、低ナトリウム血症に対して行う電解質の補給が早すぎる場合にも発症することが知られているが、医師の対応に問題はなかったと判断した。いっぽう、ジギタリス製剤を要する心不全はなかった。このように、高齢者や幼児では、風邪、嘔吐、下痢のような軽い症状、不適切な薬物使用（中止しないこと）が、致死的な電解質異常を惹起し、予期しない死亡を遂げることがある。

III　医療事故と刑事裁判

5章　医療裁判における「因果関係」

医療ミスが問われる裁判において、医療者側に民事上の賠償責任があると認められるためには、①医療者側に注意義務違反(医療ミス)があり、②患者に損害が生じており、③注意義務違反(医療ミス)と患者の損害の間に因果関係が認められる「三要件」がそろう必要がある。そして、医療者に、悪しき結果の発生が予見でき(予見可能性)、適切な医療を行えば、その悪しき結果が回避できた(結果回避可能性)と判断された場合、医療ミスと認められる。結局、因果関係の有無が、医療ミスの当否を決める。当然、因果関係の判断には科学的根拠が必須と考えられるが、実際、そうでもない。刑事裁判においても、因果関係の判断が鍵を握る。

東大ルンバール事件

医療裁判において、事件発生後六五年を経てなお、因果関係判断に関するリーディングケースの地位を保っているのが東大ルンバール事件最高裁判決である。この判決文に医療裁判の問題点が凝縮されている。ルンバールとは、手術のときに行う腰椎穿刺である。腰の部分でくも膜下腔に針を刺し、脳脊髄液を採取して診断し、静脈注射で抗生物質を髄膜に届けるために行われた。脳脊髄液は、脳と脊髄の表面を覆う〝くも膜〟という薄い膜の下を充たしている液体である。髄膜炎があれば、炎症細胞を含む。

ケース46（東大ルンバール事件――「因果関係」で一刀両断してよいか）　一九五五年、当時、国立だった東大附属病院で髄膜炎の治療を受け快方に向かっていた三歳児が、昼食直後、看護師に拘束されてルンバールを受けた。その一五〜二〇分後、突然、嘔吐や痙攣発作、続いて右半身麻痺や言語障害、知能障害が発生して後遺症が残った。これらは、ルンバールによる脳出血が原因であり、担当医師のルンバール実施、またはその後の看護治療上の過失によるものと主張して、本人と両親が国に損害賠償を請求した。被告である国は、発作と障害は化膿性髄膜炎の再燃によるものであると主張して、因果関係と過失を否認した。一九七五年、最高裁は、発作は、症状が軽快しつつある段階において、ルンバールを実施して一五〜二〇分後に突然発生したものであり、他方、化膿性髄膜炎の再燃する蓋然性は通常低いものとされており、当時これが再燃するような特別の事情も認められなかったことから、発作とその

――後の病変の原因は脳出血であり、脳出血とルンバールの間に因果関係を肯定するのが相当と判示した（最高裁昭和五〇年一〇月二四日判決）。

最高裁の審理において、障害の原因が化膿性髄膜炎の後遺症によるものか、ルンバールが脳出血を惹起したかが争点となり、以下に要約を示す四つの鑑定が採用された。①発作と脳出血の間に因果関係がある、②発作と脳出血の間に因果関係があるかもしれない、③発作の原因は不明であり、因果関係は判断できない、④発作は化膿性髄膜炎の後遺症であり、因果関係は認められない。この内、明確に、脳出血との因果関係を肯定した鑑定は一つに過ぎないが、当時はCTのない時代で、脳出血の診断には確たる根拠はなかった。ところが、最高裁は、「訴訟上の因果関係の立証は、一点の疑義も許されない自然科学的証明ではなく、経験則に照らして……高度の蓋然性を証明」するものであって、その判定は、「通常人が疑を差し挟まない程度に真実性の確信を持ちうるものであることを必要とし、かつ、それで足りる」という理由を示した上で、ルンバールと脳出血の因果関係を認めた。そして、医療行為と発症の間の因果関係を認定する場合、法的判断を医学的判断に優先してよいと認める趣旨を示した。

医学的判断よりも法的判断を優先させる事情

この最高裁判決の背景には、障害者と家族に補償するためには、裁判官が、因果関係を認めなければならなかった事情があると指摘されている。本来、因果関係は、医師のミスが原因となって、障害という結果を生じたという原因・結果関係を表す言葉である。しかし、この最高裁判決は、補償を認めるためには、障害の原因が、医師のミスであるとする因果関係を認めなければならないことを合理化するために書かれた文章に私には見える。補償のために医師の過失を認めるのは、本末転倒であり、救済には他の方策を考えるべきである。加えて、現在の医療界における「診療行為は、根拠を示して合理的に判断する(Evidence-Based Medicine, EBM)」という基本原理にも反する。私は、東大ルンバール事件判決における因果関係判断の理由づけが、その後の医療裁判における法律家のＥＢＭ軽視の判断を助長しているように見える。ルンバールが、なぜ脳出血を発生させたのだろうか？

ケース47（心臓カテーテルと脳出血――事故死か病死か）

狭心症患者に心臓カテーテル検査を施行中、血圧が二〇〇mmHg以上に上昇したが、降圧剤を投与して検査を続けた。以後二度、血圧上昇・投薬を繰り返したが、脳血管障害が残り、約三週間後に患者は死亡した。判決は、医師は検査中に脳血管障害の徴候が出現したときには、検査を中止すべき注意義務を負うとし、四五二七万円余りの賠償の支払いを命じた（東京地裁平成五年四月二七日判決）。

ケース47では、血圧の過度の上昇により脳出血が発生したと推測される。そして、カテーテル操作がストレス源となって交感神経系を刺激して血圧を上昇させ、血管脆弱部が破綻したと推定される。高齢者の場合、加齢に伴う動脈硬化・動脈瘤等によって血管が脆弱化していて、そこにストレスによる血圧上昇が加わり、血管が破綻した結果、脳出血が発生する事例が珍しくない。したがって、ケース47のように、診療行為中に高齢者の血圧が異常上昇すれば、このまま診療行為を続ければ脳出血が発生すると予見し、回避すべきと判断されるのは当然である。しかし、同じ理屈が幼児に当てはまるだろうか？

子どもが小児科医院で、注射を嫌がって泣いている光景はよく見られる。しかし、泣く子を押さえつけて注射すれば、脳出血が発生するとは、どんな医師にも予見できない。ところが、ルンバール事件の判決は、通常人でも、脳出血の発生は予見できると断定したのである。東大ルンバール事件もふり返ってみれば、もともと幼児の動静脈に出血しやすい素因があり、ルンバール針を刺されることに対する痛みと恐怖等による心理ストレスが血圧を上昇させ、脳出血を誘発したと考えるほかない。

東大ルンバール事件判決が示す法律家の法的判断至上主義と科学軽視の意識が、多くの裁判で私が感じてきた裁判官や検察官の科学的根拠軽視の根底にあると感じる。

6章　医療事故調査制度を考える

一　都立広尾病院事件が火をつけた「異状死論争」

一九九九年四月一日、筆者は東京大学医学部法医学講座の教授として赴任した。その二か月足らず前の二月一一日、医療界を揺るがす大事件となった都立広尾病院事件が発生していた。都立広尾病院事件とは次のような事件であった。

ケース48（都立広尾病院事件）　五〇歳代女性Aが関節リュウマチの手術を受けた。翌日、看護師が誤って抗凝固剤ヘパリン希釈液の入った注射器と消毒薬の入った注射器を取り違えて注射した結果、容態が急変し、Aは死亡した。事故発生後、誤りに気づいた看護師がすぐに主治医にこのことを伝えた。ところが、主治医は、Aの親族に、死因は不詳であると説明した上、過誤の疑いを伝えないまま、病理解剖の承諾をえた。

翌朝、主治医は病院長に患者Aの死亡の経緯を説明し、院長ら九名による対策会議を経て警察に届け出ることになったが、東京都庁の担当者に問い合わせると保留を促された。病院の病理医は、届出を勧めた上で解剖し、その結果、腕の異常色素沈着と肺塞栓症を認めたことから、主治医に薬物に関連した事故死であると報告した。しかし、主治医は遺族には伝えなかった。病院は、遺族に問いただされてはじめて、死亡一一日後に警察に届け出た。医師法二一条は、「医師は、死体又は妊娠四月以上の死産児を検案して異状があると認めたときは、二四時間以内に所轄警察署に届け出なければならない」と規定していることから、検察は主治医、病院長を業務上過失致死に加えて異状死届出義務（医師法二一条）違反で起訴した。これに対して、病院側は、自ら診療中の患者に対して検案はしない、医療ミスが疑われた場合、医師は、黙秘権（憲法三八条）を行使できると主張した。最高裁は、自ら診療中の患者でも異状を認めた場合、届出は必要である、そして、このことは憲法三八条には違反しないと判示した（最高裁平成一六年四月一三日判決）。

本件の刑事裁判において、日本法医学会の「異状死ガイドライン」（平成六年）が引用されたことから、筆者は、臨床系の学会に呼ばれて激しいバッシングを受けることとなった。「異状死ガイドライン」が「異状死」と規定した死は、①外因による死亡、②外因による傷害の続発症、あるいは後遺障害による死亡、③上記①か②の疑いがあるもの、④診療行為に関連した予期しない死亡（「診療関連死」と呼ぶ）、⑤死因の明らかでない死である。医療関係者が問題にしたのは、このうちの「診療関連死」である。その理由は、医師が、診療関連死を警察に届け出ると、⑴医師は専門知識のない警察から被疑者扱いされ、取り調べを受ける、⑵一方、刑事訴訟法四七条により、刑事裁判が始まるまで司法解剖の情報が開示できないため、遺族対応ができない、つまり医師は警察からも遺族からも激しく追及される、きわめて不安定な立場に立たされる、というものであった。

広尾病院事件以後、二〇〇五年頃をピークに、私たちが担当する司法解剖総数に占める診療関連死事例数の比率が、全司法解剖の一割程度を占めるようになった。通常の解剖の何倍もの時間と労力をかけないと診療関連死の鑑定書は作成できない。いっぽう、遺族には（検察に禁じられている）説明を強く求められた。広尾病院事件は、私自身どのように対応すれば、死因を適切に究明でき、かつ関係者の要望に応えられるかという難問に正面から向き合うきっかけとなった。同時に、医療関係者との協力関係から公正で質の高い解剖・鑑定をする意識、そして、事故の原因究明から再発防止、遺族対応に対する意識が高められる原点となった。

ちなみに、英米法圏諸国では、異状死は、公的死因究明の必要な「届け出るべき」死として、診療関連死を含めて定義が細かく法や規則に定められている。異状死は、全死亡の三〇～四〇%、地域によっては、七五%という地域（米国シアトル市を含むキング郡）もあるが、日本の異状死が総死亡に占める割合は一二・二%である。これまで紹介したケースは、英米諸国では、全て異状死である。

実際上、異状死届出は、公的死因究明の端緒であり、関係者の人権を守る最終手段でもある。異状死届出が適正に行われて、はじめて、事故や犯罪の見逃しや再発防止ができる。しかし、広尾病院事件は、医師に異状死届出に対する過剰な不信感や警戒感を植え付けてしまった。他方で、日本では死因究明がもっぱら刑事責任追及の道具と位置付けられている限り、医師がそのような不信感を抱いてしまうのも無理からぬ面もある。

「異状死ガイドライン」論争を経て、モデル事業制度へ

都立広尾病院事件の刑事裁判をめぐり、臨床医学系の諸学会は、法医学会「異状死ガイドライン」が示す「診療関連死」を医師法二一条に定める「異状死」として警察に届出義務を負わ

されることに猛反対した。診療関連死・異状死論争は、約五年間に及ぶ議論を経て、二〇〇四（平成一六）年四月、日本内科学会、外科学会、法医学会、病理学会による「中立的専門機関の創設」を目指した四学会共同声明が発表された。これを機に、厚生労働省の補助事業として「診療行為に関連した死亡の調査分析モデル事業」（モデル事業）が行われた（一〇一ページ参照）。具体的には、診療関連死について、死因究明と再発防止策を中立な第三者機関において検討するのが適当と考えられる場合に、当該専門領域の専門医の立ち会いのもと、法医、病理医が解剖を行って解剖報告書を作成する一方、二名の専門医が診療経過を評価して報告書を作成する。そして、事例の解剖・診療経過評価を担当した医師に加えて、外科系・内科系医師の常任委員、患者側・医療側の弁護士、調整や聴取に当たる看護師等が参加する委員会を二～三回開催し、数か月かけて報告書を作成し、関係医療機関や遺族に交付・説明することとしたのである。

筆者は、モデル事業の解剖執刀八回を含む三〇事例近くの調査委員会に参加した。なお、二〇一四（平成二六）年度の報告書によると、二〇〇五（平成一七）～二〇一三（平成二五）年度の八年間に実施され、報告書が交付された数は一七五件であった。一九九九年、米国で『人は誰でも間違える（To err is human）』という書物（報告書）が発刊され、米国国内で年間四万四〇〇〇～九万八〇〇〇人の入院患者が医療過誤によって死亡しているとの推計が明らかにされた。これは、全世界に大きな衝撃を与え、複数の国でも追試が行われ、確認された。この数に照らすと、日本で診療関連死モデル事業の調査対象となった年間約二〇件は過少である。東大法医学だけでも、二〇〇五年頃をピークに数年間、毎年一〇件程度の診療関連死の司法解剖をしていたが、日本では、発生した医療事故のごく一部にしか、公的調査がされていないことがわかる。ただ、モデル事業の方式で、多数の多忙な医師・弁護士を招集し、報告書をまとめるには多大の労力を要し、多数の診療関連死に対応できないことも事実である。また、報告書が民事裁判に利用されたことも問題視された。

「医療事故調査制度」の発足

紆余曲折を経て、二〇一五年一〇月より、第六次改正医療法に基づき、訴訟や懲罰と一線を画し、「学習を目的としたシステム」(WHOドラフトガイドライン)に沿った新しい「医療事故調査」制度が開始された。これは、診療関連死モデル事業のような第三者調査でなく、事故が発生した病院における「院内調査」である。二〇一五年度から二〇一九年度の医療事故発生に関する報告件数は、一六〇七件であった。二〇一九年度には解剖は三八・二%実施され、この内、司法解剖を行った二一・六%については、情報開示や専門家関与の欠如といった問題点は解決されていないという。

二　司法解剖事例をふり返る

現行の医療事故調査制度は、医療関係者が、医療に対する刑事司法介入に対して一致団結して反対し、自らの力でよい医療事故調査制度を創出しようとした運動の成果となるはずであった。ただ、私の眼には、現行の医療事故調査制度は、診療関連死が刑事司法の介入を招くことには抑止力を発揮しているが、結局、院内事故調で終わり、解剖に基づく公的な原因究明の途は開かれなかったと感じる。もう一度、私自身が経験した司法解剖事例を振り返って分析し、あるべき死因究明と事故調査について、読者とともに考え直してみたい。

ケース49（子宮がん手術中出血例——司法解剖の限界）　有名病院の産婦人科で子宮頸がんの摘出手術中に出血事故が発生し患者が死亡した。私は、検察から医療事故の司法解剖を委嘱される時、いつも、関係者に対する調書、及び、診療録等を基に解剖と鑑定を頼まれるが、できないと感じていた。警察が医師から得た調書の内容が不十分だったり、私が当該分野について素人であるため、内容がよく理解できないためである。本件でも、とりわけ、手術の術式、子宮と周囲の局所解剖をにわか勉強しても限界があると感じた。何より、子宮の解剖は素人である私がメスを持てば、術野に損傷をつくる危険があるため、最低限、手術の内容を執刀者に確認してからでなければ解剖できないと感じた。手術担当医は被疑者なので事情聴取等できないが、本件では、検察官に頼み、警察立ち会いの下、手術をした産婦人科医に、手術記録を手に電話で事情を聴いた。産婦人科医は、「手術開始三時間前後に血管を損傷し、出血が増え、約八〇〇ミリリットルに達した時点で、麻酔科医に輸血開始を促したが、聞いてもらえなかった」と私に伝えた。

解剖に際して、私は、骨盤臓器に血液を供給・還流している腹部大動脈と下大静脈を下腹部で剝離し、カテーテルを挿入して、各々に異なる色の色素希釈液を注入して写真を撮影し、下流まで少しずつ動静脈を傷つけないよう注意しながら剝離した結果、外腸骨動脈の一分枝が出血源であると突き止め、漏れ出る色素液を写真撮影した。指導をお願いした東大産婦人科のT教授は、経過と所見を見て、「産婦人科医による血管損傷より、麻酔科医による輸血開始の遅れの方が重要と思う」といわれた。そして「子宮摘出は、誰にでもできる手術ではない。私自

身、かなり経験を積んだ後も、術前、血管走行等を予習した上で手術をしていた」といって、手術前に描いた血管走行の図を見せながら、「もし、出血事故が発生したら、医局員を総動員して何とか助けている」と述べられた。本件の術中出血死事例では、手術医と麻酔科医の間に互いに責任を押し付け合うような人間関係があったことから救命できなかったのではないかと感じた。その後、間もなく、第三者委員の参加した当該病院の事故調査報告書を警察から渡されたが、T教授と同じ結論に達していたため、安心して鑑定書を提出した。

ところが、約一年後、ある有名な弁護士が、講演の中で本事例に触れているのを聞いて驚いた。たまたま、知り合った当該病院の看護師から「警察が、手術に参加した看護師、若手医師、助手等と主治医を、周囲から追い詰めるような形で事情聴取を行った。そのショックで、複数の関係者が病院を辞職し、執刀医は同種の事故を繰り返していたため、手術を禁止された」顚末を聞いた。検察官は、私に「直接事情聴取等したから、あなたは産婦人科医に騙されたのだ」といい、大学から派遣されていた麻酔科医たちが病院を辞職した上で「私と病院を告発する」といっていると告げられた。確かに、本件のような事例は、司法解剖や刑事司法では問題は解決しないと感じたが、現行の医療事故調査制度でも解決できたのかは疑問である。その後、間もなく、もっと深刻な産婦人科出血事例の司法解剖の嘱託を受けた。

ケース50（産婦人科処置時の医療事故）　医科大学病院に勤務する女医に、同じ大学の先輩に当たる産婦人科開業医が産婦人科処置を行ったが、その直後から激しい痛みを訴えた。同じ大学の外科医である夫が、同級生である産婦人科医に緊急対応を依頼した。彼が腹腔鏡を通して子宮体部の穿孔を見つけて縫合した後、夫に内視鏡下、腸管損傷がないことを確認させた。ところが、二、三日後、見逃した腸管穿孔から腹膜炎に陥っていることが判明し、その後、ショック状態に陥った。そのため、循環器内科医が補助循環装置を装着した時、血管を損傷してショックが悪化し、約二週間後、多臓器不全状態で死亡した。

夫が同僚医師十数名を被疑者として警察に告発したことを受けて、私が司法解剖を嘱託された。解剖時、子宮と腸に穿孔の痕跡、多臓器不全を確認した。診療経過（嘱託事項は、過失の有無）の評価を求められたため、診療録から経過と問題点を整理し、東大病院の医療安全を統括する看護師長（GRM、ゼネラルリスクマネージャー）に、関係分野の医師を四、五名紹介してもらい、診療経過と問題点を分析してもらった。当該大学あてに警察経由で質問状を送付したところ、時を経ずして、回答書が寄せられた。これを、東大病院の関係者に見せて整理し、三か月ほどで、質問状と回答書に加えて多数の写真や組織・臨床検査所見を添付した一鑑定書(一〇〇頁余り)を作成し、検察庁に送付した。

担当した医療事案専従の検察官は、告発した夫は、自身が当事者であるのに、処罰感情が極めて強く、不起訴処分の説明に納得しないと困っていた。その後、幹部検察官から、「読めば事件の全貌が見えるわかりやすい鑑定書だった」といわれ、他の複数の産婦人科医に当該事件の「鑑定書を見たよ」といわれ、鑑定が受け入れられたことを知った。本件では、医療安全専門職GRMの協力を得て、当事者、第三者の大学病院の専門家が積極的に調査に関わった。医療安全専門家が関与した自律的調査の方式を採ったため、医療専門家同士の率直な意見交換が行われ、過失の責任追及でなく事実認定に徹した意見が合意に達した。そして、医療専門家集団による迅速的確な結果を伝えられた検察官が、調査結果を信頼し、これに依拠して適切に法的判断ができたと感じられる。仮に本件が院内事故調、あるいは、モデル事業で取り扱われた場合、どうなったか？　司法解剖であっても、運用次第で、よい調査ができると感じた。いっぽう、異状死論争の最中、多くの外科医が、異状死届出や司法解剖に猛反発したことを思い出した。

福島県立大野病院事件の衝撃

産科医療に関しては、後に「（地域産科）医療崩壊」の端緒となったとされる福島県立大野病院事件が、医師が逮捕されるという衝撃もあって医療界の注目の的となった。私は、医療安全に関する研修会の講師として、当該事件の事故調査について一般的に流布されていた説を伝えたところ、講演終了後、聴衆の中にいた本件弁護団のリーダーである安福謙二弁護士から真相を伝えられ、思わず謝罪したことをきっかけに詳しい事情を知ることができた。

検察・警察が医師を逮捕・起訴した背景には、医療事故発生後、病院が保険を使って遺族に補償をするには、医師の過失と患者死亡との間の〝因果関係〟を認めなければならないという事情に基づいて作製された事故調査報告書があった。

ケース51（福島県立大野病院事件）　産科医一人勤務体制の中規模公立病院である福島県立大野病院で、次のような医療事故が発生した。二〇〇四年一二月、以前一回帝王切開をした経産婦が、妊娠三二週の切迫早産のため入院、後壁付着の前置胎盤と診断され、妊娠三六週六日に、帝王切開手術を受けた。分娩後、医師は胎盤剝離に手間取り、子宮を摘出したが、妊婦は出血性ショックで死亡したとされる。なお、〝癒着胎盤〟とは、本件産婦のように、過

去に前置胎盤や帝王切開がある産婦の胎盤が子宮組織に癒着・嵌入《かんにゅう》して剝離困難となる病態である。無理に剝離しようとすると、出血しやすい。

二〇〇五年一月、福島県の事故調査報告書が公表されたが、作成した三名の産婦人科医は、手術医が「……すべきところ、怠った」等とする〝注意義務違反〟を認める趣旨の報告書を作成した。この報告書が公開されたことをきっかけに、「すべきであった」という文言の繰り返しを、検察・警察は業務上過失の証拠と判断し、産科医Aを逮捕・起訴した。検察官は、「Aは大量出血を予見できたはずで、胎盤を無理に剝がすべきではなかった。手で剝がすことが困難と認めた時点で癒着胎盤と認識し、直ちに子宮摘出に進むべきであったところ、胎盤を無理に剝がしたため、出血性ショック等により死亡させた業務上の過失がある」と主張した。

検察の依頼で鑑定書を書いた病理医Bは、子宮前壁に胎盤絨毛がある組織像を見て、「前壁に付着していた癒着胎盤が帝王切開時に損傷され、出血した」と証言した。ところが、裁判所は、癒着胎盤の診断経験豊富な弁護側病理医C（中山雅弘氏。当時、大阪府母子保健医療センター病理部長）の、「癒着胎盤は主に後壁にあり、胎盤絨毛は、剝がす処置をした時に、容易に遊離して前壁に付着しうる」という意見を受け容れ、Bの意見を斥けた。

また、検察官は、「癒着胎盤であると認識した時点で、直ちに胎盤剝離を中止して子宮摘出手術に移行することが本件当時の医学的準則である」と主張した。しかし、裁判所は、癒着胎盤の臨床経験豊富な大学病院の産科医二名と検察側証人である別の中規模病院の産科医一名が、「胎盤を手で剝がし始めた後は、出血していても胎盤剝離を完了させ、子宮の収縮を期待するとともに止血操作を行い、それでもコントロールできない大量出血があった場合には子宮を摘出する」ことが、臨床上の標準的な医療措置であるとする証言を受け容れた。そして、検察官は「癒着胎盤と判明した時点で剝離を中止し、子宮摘出手術等に移行すべきだった」とする自らの主張を裏付ける具体的な臨床症例を示していないし、Aがとった措置は、医学的準則に違反していないと判示した（福島地裁平成二〇年八月二〇日判決）。そして、検察官に対して、当該医療行為（胎盤剝離）を中止しない場合の危険性を具体的に明らかにした上で、より適切な方法が他にあることの立証を求め、そのためには、少なくとも相当数の根拠となる臨床症例か類似性のある臨床症例の提示が必要不可欠であると判示した。

科学的証拠の重要性を認めた判決

東大ルンバール事件最高裁判決が、「科学的根拠の提示は求められず、通常人の感覚で判断してよい」という趣旨を表明したのに対して、大野病院事件福島地裁判決は、「科学的根拠の重要性」を認め、「ＥＢＭ（医学的根拠に基づく医療）」でなければならないことを認めたのである。この判決こそ、医療事件の法的判断に関するリーディングケースとすべきである。

安福弁護士を中心とする弁護団のメンバーは、病理医Ｃの説明を丁寧に聴き、多くの産科医に手術の場面を再現してもらいながら疑問をぶつけて勉強し、議論を重ねたという。その理解に基づいて、決定的な科学的根拠となる事実を複数見つけ、法廷で、被告人、弁護側・検察側証人、検察官に対して、「真実の暴露」と「無知の暴露」を促す弁論を展開したことが功を奏したと聞く。

検察側の病理医Ｂは、癒着胎盤の診断経験が乏しい上、担当医の見解や子宮の肉眼所見を参照しなかった。これに対して、弁護側の病理医Ｃは、産科病理、特に、癒着胎盤五万件の診断経験を有していた。Ｃ氏は鑑定を受任するに際して、診療経過や肉眼所見、さらに、手術医に対する聴取を求めたという。法医鑑定にも、同様に、診療経過の分析、担当医・第三者医師の意見聴取内容の分析、そして、組織診断が求められるが、これを行わなかったために生じた冤罪事件がある（後述、ケース58）。

病理解剖と司法解剖

臨床医は、病理解剖を好み、司法解剖を嫌う。病理解剖では、主治医も解剖に立ち会い、解剖・検査終了後、臨床・病理検討会（CPCと呼ばれる）が開けるが、司法解剖では、医療専門家の意見を聞くシステムがなく、臨床医との連絡が法的制限を受けているためである。そのため、司法解剖について医療知識の欠如といった指摘を受けることがある。しかし、次の**ケース52**を見ると、病理解剖で必ずしもうまくいくとは限らない一方、司法解剖でも、適切な第三者専門家に意見を聞き、必要な分析をすることで正しい結論を導くことができることがわかる。

ケース52（手術後死亡における当事者判断の是非）　中年男性の総胆管結石症（総胆管に石ができる病気）に対して、内視鏡により十二指腸の乳頭部を切開し、総胆管内の結石を破砕・除去した。乳頭部から出血が続くため、止血剤として（血管を収縮させる）アドレナリンを注ぎながら経過観察し、止血を確認した後に一般病棟に帰した。翌朝、男性はトイレで多量下血した後に倒れているのが発見され、間もなく心肺停止に陥り、約二時間の治療後、死亡を確認した。病理解剖（開頭せず）の結果、十二指腸乳頭部の切開創周囲には出血はなかったが、小腸や大腸の各所の壁と内腔に多量の出血を認めた。手術を行った十二指腸よりもずっと下方

の、小腸・大腸の粘膜下と内腔に多量の出血をしていたため、病理医と外科医は手術とは関係がないと思いこんだ。そして、病理解剖では頭蓋腔を開けないことも多く、腰椎椎体の脊髄液に血液が混じっていた所見から、死因は脳出血であると遺族に告げた。しかし、遺族は納得せず、警察に助けを求めたため、私が司法解剖を行い、東大肝胆膵臓外科M教授の指導を受けて鑑定することになった。

まず、頭蓋腔を開き、病院が遺族に告げた脳出血がないことを確認した。それから、病理解剖で摘出され、ホルマリン液に浸されていた臓器から、十二指腸の切開部と周囲の組織の連続切片を作成し、顕微鏡で観察し、M教授に見せた。切開部と周囲に(時間をかけて形成された線維構造を含む)器質化血栓が付着していた所見から、術後、持続出血していたと判断された。

小腸・大腸粘膜下出血は、血液を供給する腸間膜の動脈に動脈硬化や血栓などの病変が認められていれば、閉塞性虚血性腸炎による出血と診断できるが、それは認められなかった。そして、術後、切開部から多量出血し、出血性ショックに陥ったため、脳・心臓等への血流を維持するため、腸管に血液が十分供給されなくなって虚血状態に陥り、粘膜下出血した「非閉塞性虚血性腸炎」であったと診断した。その起因となった「原死因」は、手術による十二指腸切開である。病院が遺族に説明した「手術と死亡は関係ない、死因は脳出血」とする結論は誤りであった。

M教授は、「午後遅くに手術が終わり、術後の出血を予想できずに患者を一般病棟に戻したため、血圧・脈等の経過観察がおろそかになり発生した事故である。このレベルの病院では、過失とはいえないだろう」といわれた。司法解剖の情報は、当事者に伝えてはいけない。しかし、私は、警察を通じて解剖所見と死因を当事者医師に伝え、「どうすれば防げたか？」等について質問し、得られた回答書を鑑定書に添付することにしている。そうしないと、当事者医師が、事故の原因を知ることができず、遺族の疑問にも回答できず、後日紛争になるからである。

「医療事故調査制度」は、二〇一五(平成二七)年一〇月一日から、第六次改正医療法に則り、全医療機関を対象とし、医療安全の確保のため、医療事故の再発防止を行うことを目的とした「院内事故調査制度」として、実施されている。解剖は必須でない。一般社団法人「日本医療安全調査機構」(全国レベル)、及び、都道府県の医師会等が支援している。モデル事業の医療事故調査が、多数の第三者専門家・弁護士の参加、及び、解剖を求めていたのと対照的である。本件の場合、医師自身が医療に起因した事故だと思っていなかったので、現在でも、医療事故調査の対象外である。そのため、遺族が医師の脳出血の説明を受け容れてしまうと、死因を誤り、医療事故が見逃された。それでよいのだろうか。臨床診断の二～三割が解剖によって訂正される状況は、診断技術が進歩しても、改善していないとする論文は少なくない。

私は、英米法圏諸国のように、診療中の容態急変で死に至った場合は、届け出ることとし、行政官の判断で「法医解剖」し、病院・遺族に情報を伝えるのに加えて、第三者専門家の評価を受ける制度が、公平性、透明性、科学性の観点から必須であると考える。

前にも述べたように、司法解剖の情報は、刑事訴訟法四七条の規定から、刑事裁判で検察官が使用する以前には開示できない。同条は、「訴訟に関する書類は、公判の開廷前には、これを公にしてはならない。但し、公益上の必要その他の事由があつて、相当と認められる場合は、この限りでない」と規定する。ここでいう「訴訟に関する書類」には、司法解剖の鑑定書等も含まれるのである。このことが、当事者に解剖情報をフィードバックできず、法医が第三者専門家の意見を聴取しづらく、再発防止にも利用できない、さらに、第三者の専門家が鑑定書の内容を評価できず、鑑定書の質を担保できない原因となっている。この問題への対応を模索して、ある程度成功したのがケース53である。

ケース53（インプラント事件――司法解剖の情報活用の効果）　二〇〇七年、インプラント治療専門の歯科開業医が、患者の下顎の骨にドリルで穴を開けてインプラント体を挿入しようとした時、口腔底から拍動性出血が発生したので、一〇分位圧迫した後、止血できたと思って、再度、ドリルで穴を開けようとした時、口腔底がみるみる腫れ上がり、患者が手術台の上で暴れた後、ぐったりした。心停止八〇分の後、救急搬送先の病院で心拍が再開したが、再出血したので、搬送先病院の口腔外科医が止血をしたが、翌日、死亡した。

私は、口腔底の解剖経験がなかったので、医療事故調査に熱心な佐藤慶太教授（鶴見大学歯学部、当時、准教授）に声をかけた。すると、解剖に立ち会ってくださったばかりでなく、その後、同僚の専門家の助けを借りて緻密な鑑定作業を進められた。約三か月後、解剖と諸検査の結果をもとに、鑑定書に、「死因は、オトガイ下動脈損傷による口腔底腫脹に起因する窒息死」と記した。刑事裁判の一審では、歯科医が、下《か》顎骨《がくこつ》内側にオトガイ下動脈が走っていることを知っていたか、そして、下顎骨内側にドリルを進めると同動脈を傷つけてしまう危険を予見できたかが争点であった。判決は、歯科医に、解剖学的知識と予見するべき注意義務があったとして有罪を認めた。

控訴審では、死因が争点となった。佐藤教授は、一審で直接死因を「低酸素脳症」と証言していた。オトガイ下動脈損傷直後の窒息が心停止を誘発し、心拍再開までの約八〇分の間に低酸素脳症（実質上、脳死）に陥っていたからである。控訴審で、被告人の弁護人は、「一審と控訴審で死因が違う。重大な変更をしたのに何ら説明がない」と証人である筆者を追及した。

法的責任は、死体検案書に記された、〝直接死因〟でなく、〝原死因〟を根拠に判断する。世界保健機関は、原死因を「一連の病的事象の起因となる疾病・損傷・暴力の状況」と定義している。本件では、直接死因が、吉田鑑定は「窒息」、佐藤証言は「低酸素脳症」と異なるが、原死因は、両名ともオトガイ下動脈損傷であるから、弁護士の主張は当をえない。ところが、弁護士は、血中へモグロビンの値が入院時より死亡時に減少していることを指摘し、心拍再開後、救急搬送先病院の口腔外科医が直接結紮《けっさつ》（血管を縛って止血する方法）をしなかった止血ミスによる出血性ショックだと主張した。しかし、心拍再開時には、患者は既に脳死状態にあり、その後の腸管等への出血は、低酸素脳症による血管透過性の寄与が大きい。弁護士は、自らに都合のよい死因を主張して、歯科医の責任を後から医療を行った口腔外科医に転嫁しようとしたと推測される。ここにも、法律家が、死因をいかに自分たちに有利な法的判断を得るための道具にしようとしているかが垣間見える。

被告人となった歯科医は、何度か類似の事故を起こしていることが同業者の間でも話題になっていた。刑事訴訟法四七条の壁はあるが、事故原因に関する解剖情報は、当事者ばかりでなく、同業者にとって再発防止の鍵となるものであり、同業者が話題になった事故に注目するのも当然である。

このケースの鑑定に関して、佐藤教授は、様々なことを試みた。まず、下顎の保存標本の穴に、問題のドリルを突っ込み、ドリルで穴を開ける時、下顎骨が内側に傾いているため、必然的に口腔底に深く刺さることを実証した。これをもとに、鑑定書では、術前にCTを行うことによる類似事故の防止を提言した。いっぽう、私は、再発防止や関係者の対応の観点から、検察官に事件処理を急ぐようにアドバイスした。なぜなら、医療事故の事例では、関係者の事情聴取は事故直後に行わないと、正確性、公正性の観点から信用できないが、捜査機関は、重大な殺人・傷害致死事件以外では、事件処理が極めて遅いことを知っていたからである。

解剖情報が広く役立ったケース

半年位して、佐藤教授は、刑事訴訟法四七条の解釈の問題から責任を追及される不安を振り払って、この事例を学会で発表した。約一年後、本件民事裁判のことが報道され、三年半位経つと、裁判所(民事法廷)から、私に文書提出命令が来た。私は、鑑定書の所有権を持つ検察官に相談したところ、断るように指示された。その後、(当時五年の)公訴時効が見えてきたためか、ようやく検察の捜査が本格化し、関係者への事情聴取が始まった。すると、起訴されるのを避けたいためか、当該歯科医は、高額の慰謝料を払って遺族と和解して民事裁判は終結したが、刑事事件の方は起訴された。結局、司法解剖の情報は、死体検案書記載の「オトガイ下動脈損傷による口腔底腫脹に基づく窒息死」とする死因以外、民事裁判にも、活かされることはなかった。

その後、本件の学会発表が端緒となって、厚生労働省がインプラントに関する全国調査を実施したことを知った。また、ある大学の歯科医たちが、解剖体を数十体使って口腔底の動脈走行について研究し、オトガイ下動脈が下顎骨の内側を走っている例が多いことを公表した。その知見は、刑事裁判の一審において、口腔底の動脈走行が争点となった時、貢献したようである。また、この事例は、下顎の骨に穴を開けることの危険性を認識させ、関連学会がインプラント診療ガイドラインをつくるきっかけとなった。結果として、解剖によって得られた知見を、まもなく学会発表したことが、各方面の問題解決に貢献したことがわかる。そして、捜査や刑事裁判にも悪影響は与えなかったはずである。いっぽう、解剖・鑑定情報は、民事訴訟や遺族対応には活かされなかった。このケースは、司法解剖の情報であっても、プライバシー保護に配慮した上で開示すべき事例があることを示している。

Ⅳ　どうすれば、冤罪を防止できるか

7章　医療版冤罪事件はどのようにつくられたか
――杏林大学病院割りばし事件

「杏林大学病院割りばし事件」は、インプラント事件の八年前、広尾病院事件の半年ほど後に発生し、その後の福島県立大野病院事件まで続く「医療事故における刑事司法のシステムエラー」の端緒となった事件である。

この杏林大学病院割りばし事件から、正しい解剖・鑑定があっても、検察官によって〝冤罪事件〟がつくりだされる過程を検証できる。

ケース54（杏林大学病院割りばし事件）　一九九九年七月一〇日、夏祭りの行事に参加していた幼児が、綿飴を持ったまま転倒し、軟口蓋に割りばしが刺さったが自ら抜いた（引き抜いた割りばしの所在は不明）後、救急搬送された。杏林大学医学部附属病院で当直をしていた卒後三年目の耳鼻科の研修医が診察し、喉の奥に割りばしを認めなかったので、帰宅させたところ、翌朝になって、容体が急変。同じ病院に救急搬送された後、死亡した。司法解剖により、

喉の奥に深々と割りばしの破片が刺さって小脳にまで達していたことが判明した。
　診察に当たった担当医が業務上過失致死罪などで起訴された。第一審判決は、担当医が問診、ファイバースコープ、頭部CT検査を行ったり、脳外科医への照会をせずに、割りばしの破片を見逃した過失を指摘したが、救命は困難であったから無罪とした。控訴審判決は、割りばしの刺入による頭蓋内損傷は想定し難いとして、被告人に過失はなかったと判示した。

　まず、死因に関する理解のため、前提となる〝硬膜下血腫〟と〝静脈洞血栓〟について簡単に述べておこう。脳は、頭蓋腔にすっぽり収まり、周囲を硬膜に包まれている。脳表や硬膜下の血管に損傷を生じると、血腫が硬膜下に貯まり、脳を圧迫する。すると、脳は腫脹(腫れ上がり)し、脳血流が低下するため、虚血に陥り、ますます腫脹する。したがって硬膜下血腫は、早期発見して、早期摘出しないと致命的になる。いっぽう、硬膜上には静脈洞と呼ばれる太い静脈があって脳全般の静脈血がここに集まり、心臓に還流している。頸静脈の損傷や体動制限による鬱血によって、脳の静脈血の出口である頸静脈孔に血栓ができると、近位部に次々と拡がり、ひいては、脳全般の静脈還流が阻害され、虚血により脳を腫脹させる。一定の容積しかない頭蓋腔内で腫脹が続くと、脳は早晩、脳死状態に至る。

本件の司法解剖を担当した慶應義塾大学法医学教室の村井達哉教授（当時）の鑑定書には、割りばしによって静脈洞全般の血栓（脳内の静脈循環障害）が生じた上、小脳損傷から後頭蓋窩（小脳テント〔大脳・小脳間にある硬膜〕下）に硬膜下血腫を生じ、両者が相まって死に至ったと記されている。ところが、検察官は、村井鑑定で死因の一つとされた静脈洞血栓に伴う静脈循環障害を無視し、後頭蓋窩硬膜下血腫のみが死因であることを前提に起訴したのである。

本来なら、解剖の結果は、関係者に、そのまま伝えるべきである。しかし、解剖後、警察は、杏林大学病院には「死因は、小脳損傷による硬膜下出血、腫脹」としか伝えなかった。この時点で、検察官は、後頭蓋窩硬膜下血腫死因説に則り、起訴する方針であったことがわかる。その後、二名の専門家証人が、検察官の主張を支持する鑑定書を提出した。そして、一審、控訴審とも、死因が頸静脈損傷による脳静脈循環不全なのか、それとも、小脳損傷による後頭蓋窩硬膜下血腫であるかが争点となったのである。

第一審の判断

第一審においては、まず、頭蓋内損傷の診療経験の豊富な有賀徹教授（当時、昭和大学救急医学）が、弁護側の証人として静脈の還流障害（脳内の血液を静脈から心臓に戻せない）が死因である、すなわち、割りばしが左頸静脈孔を貫通する時、(血管圧迫と損傷により)血栓を生じて頸静脈洞が閉塞され、脳の静脈の還流障害を生じ、急性脳腫脹から頭蓋内の圧力が上昇し、さらに脳循環障害を悪化させて死に至ったと証言した。有賀証言に対して、検察官は、小脳損傷による小脳テント下硬膜下血腫により、小脳扁桃ヘルニア(小脳の腫脹によって、小脳扁桃部が下方の大後頭孔を通して突出した状態。下に続く延髄を圧迫し、延髄呼吸中枢の機能を障害する)から脳幹部・延髄の障害より死に至ったとする二名の脳外科(元)教授(A、B)の共同鑑定書を示し、Bが証言した。しかし、堤晴彦教授(当時、埼玉医科大学総合医療センター高度救命救急センター)は、鑑定書を作成したA医師の教室では、本件のような急性頭蓋内損傷を年間一～二例しか診療していないこと、B医師が証言を行った際に、(検察官の主張が正しければ、存在するべき)小脳扁桃ヘルニアの存否につき確答しなかったことを指摘した。堤教授は、解剖所見には、小脳扁桃ヘルニアが見られないことを指摘した上で、脳重量が平均重量より二七〇グラム程度増加するほど、大脳腫脹が強かったことから、その原因は、左頸静脈閉塞による静脈還流障害であると証言した。この堤証言に対して検察側の有効な反論はなかった。

一審において、被告人は、割りばしの破片を見逃した過失を問われた。しかし、事故現場にいた看護師、救急隊員、杏林大の救急医、検視官、警察医等多くの関係者が、喉の奥を見たが、誰も割りばしには気づかなかった。また、死後に撮影したCT画像上でも割りばしを認めることはできなかった。検察官は、司法解剖を行った村井教授が、「割りばしが軟口蓋から突出していた」と供述したことを根拠に、刑事裁判において、被告人はファイバースコープを使えば、割りばしを見つけられたはずだと主張した。しかし、弁護団が、保存されていた咽頭の標本を見つけ出して行った検証により、検察官は、捜査段階で自らの見立てに沿って関係者に事情聴取を行い、これをもとに診察時に被告人が割りばしを見逃したと主張したと推測された。

第一審において、有賀教授は、頸静脈損傷の修復は困難であり、救命可能性は低いと証言した。これに対して、検察側証人である脳外科医は、「九〇％以上救命可能」と証言したが、弁護側の尋問に対して、「解剖所見を見ていない」と答えた。堤教授は、村井教授が鑑定で、静脈還流障害と後頭蓋窩硬膜下血腫との死因競合説に立ち、救命可能性は五〇％以下だったとしているのに、検察官が、故意に解剖所見を脳外科医に伝えず、自説である後者を支持するように証言を誘導したと推測している。堤教授は、「検察は、訴訟戦略上、自分たちに不利な陳述は証拠として採用しないが、これは科学・医学の世界では、自説の説明に不利なデータを省いて論文を作成する〝捏造〟に等しいものだ」と指摘した。

予期できない、極めてまれなケース

確かに、一般的な急性硬膜下血腫では、頭部打撲等の状況を聞き出した場合、意識障害、瞳孔径の左右差等の症状を経時的に観察し、CTにより早期診断し、血腫を除去すれば、検察側の主張どおり救命できることが多い。しかし、本件の場合、事故の翌朝、予期できない脳静脈洞血栓により容体が急変する直前まで、幼児は母親の呼びかけに応答しており、意識清明であったと考えられる。加えて、割りばしが頸静脈孔から頭蓋内に刺入した事例に関する報告は、当時はおろか今日に至るまで世界的に見ても一つもない。まして、頸静脈閉塞から著明な脳腫脹を来した患者を手術により救命できる可能性は、手術の困難性から極めて低いと言わざるを得ない。したがって、卒業後三年余りの耳鼻科の研修医であった被告人ばかりでなく、経験豊富な耳鼻科医であっても、診療経過において、児童の死亡は、到底、予見も回避もできなかったといえよう。

一審では、検察官が、十分な知識もなく、鑑定書の内容を鑑定人に確認することもせず、まして、医療専門家の意見を十分聴くことなく医師を起訴してしまった。そして、自ら提起した一つの争点が弁護側証人によって否定されると、次の争点を提起するといったことを繰り返し、多数の専門家証人を巻き込む、長期間に及ぶ裁判にしてしまったと考えられる。いっぽう、裁判官は、無罪を宣告したのに、具体的な根拠を挙げることなく、被告人が、「診療行為における基本的かつ初歩的な作業を怠り、症状の見落とし、救命医療を受ける機会を奪ったことにより、遺族に最善を尽くせなかった悔悟の念が消え去ることはなく、その心情は察するに余りある(要約)」とまで断定した。

「予断」にもとづく捜査を防ぐには

以上により、割りばし事件は、死因究明から刑事裁判に至る全過程において、検察官が、当初、解剖所見、診療経過に関する十分な情報を提供した上で、解剖執刀医である村井教授、そして、第三者専門家に予断なき意見を聴取する、といったことをせずに、村井鑑定と異なる自らの「見立て」に従って事件を処理しようとしたことが、誤った起訴から刑事裁判の混乱を招いた根本原因であることがわかる。そして、司法解剖の情報や鑑定書、刑事捜査の過程の情報が関係者に開示されず、第三者専門家の評価・チェックを受けないまま、専門的な知識の乏しい検察官が自らの見立てに沿って捜査を進め、起訴できることが、本件に限らず冤罪事件全般の背景にある。この刑事司法システムを変えない限り、冤罪はなくならない。

法医学者が自分の行った司法解剖の情報を第三者(専門家)に伝えて意見を聞くことは、一般には行われていない。私自身は、以前から、必要な場合には、検察の了解を得た上で第三者の専門家に解剖への立ち会いを依頼し、解剖所見・診療経過を見せて意見を聞き、その意見を鑑定書にも引用してきた。いっぽう、検察官・警察官が、私に、他の法医学者が行った鑑定書等を持参して意見を聞きに来る場合、検察の〝見立て〟に合う意見を求めてくることが多いと感じていた。実際、これはまた別の事件だが、私が東大に赴任した直後に、警察が私より鑑定経験の豊富な法医学者の鑑定書を持参して私の意見を聞きにきたことがあった。鑑定内容は的確であるのに、その鑑定と異なる意見を聞きたい意図を感じたので断った。

その後、警察や検察から、他の法医学者の鑑定について意見を求められた時には、資料を揃えて私に鑑定嘱託をして欲しい旨告げることにした。そして、私自身が行った司法解剖の鑑定書については、委嘱された鑑定事項に加えて、自ら気づいた問題点も挙げて、それに対する回答も付して、早く提出することを心掛けた。なぜなら、取り調べが進んでしまうと、警察や検察は、予断に基づく捜査を行いがちと感じており、それを避けたかったからである。それから数年経って、警察から他の法医学者の鑑定書に対する意見を求められるようになった時、確かにセカンドオピニオンは必要と感じた。なぜなら、警察官自身が「鑑定書どおりだと、冤罪になるのでは？」と感じるのも肯ける鑑定書も少なくなかったからである。

英米法圏諸国では、死因究明専従の行政官として、法曹であるコロナー（検視官）、または、法医病理医であるメディカルイグザミナー（米国都市部等）が、死因究明全般を統括している。具体的には、看護師経験者を多く含む専従捜査官に死者に関する情報を集めさせ、その中から客観的事実を認定し、それに基づいて死因を決定し、法的判断の前提とする。コロナー制度のある地域では、重大事案だと検視法廷が開かれ、コロナーが裁判長として、解剖・捜査情報を開示し、関係者を尋問して事実を認定し、死因と死の態様（事故死、病死等）を評決の形で示す。一般に、医療関係者が予見・回避できると判断される死因、または、医療上の作為・不作為に起因した死因と判断されると、医療関係者の責任を問われる。そのため、医療裁判では、死因が争点となることが多い。村井鑑定の死因に関する結論は妥当であったのに、起訴に先立って、解剖医はおろか、第三者の専門家の意見を聞く必要もチェックを受ける必要もないという、日本の刑事司法制度上の欠陥から、法医学も医療も知らない検察官が、独断と偏見に基づいて死因と争点を主張できたのである。

次に、その英米法圏諸国の死因究明制度についてさらに詳しく見てみよう。

8章　日本の死因究明制度の問題点

死因究明制度について、日本が英米法圏諸国に学ぶべきは、死因究明専従職が、専門家の意見を、予断を交えずに聞く仕組みがあること、情報を公開しながら事実を認定し、事実と科学的根拠に基づいて死因を決定する制度が確立しており、この死因に基づいて法的判断をするという原則が確立していることである。

コロナー制度

先に述べたように、英連邦諸国には、コロナー(検視官)という、司法試験に合格し、法曹実務を五年程度以上経験した、終身職で死因究明専従の法曹が、各行政区に正副二名程度配置されている。英国都市部には医師免許を合わせ持つコロナーも少なくない。いっぽう、米国の都市部等では、メディカルイグザミナー(ME)という、数年間の一般病理の研修後に法医病理の実務研修を経て資格を取得した行政官医師がいて、その主任が、コロナー役を果たしている。

コロナーやＭＥ直属の捜査官には、看護師や救急隊員の経験者が多く、事情聴取や遺族対応が得意であり、誇りを持っている。英米圏では、死因究明に関する情報は、原則、開示される。

コロナーは、重要案件については、検視法廷を開き、解剖結果、捜査情報、関係者の証言等を事実として認定した上で、事実に基づいて死因、死因の種類（病死・事故死等）を評決し、死亡証明書（死亡診断書・死体検案書相当）を交付する。コロナーが評決した死因が、公式の死因として、法的判断の前提となる。英国のダイアナ妃が事故死した際の検視法廷における審議内容も公開され、日本でも、その様子をＢＢＣの特集番組で見ることができた。日本では、専門家でも専従職でもない検察官や警察官が、死因に関して自ら思い描いたシナリオに基づいて非公開の捜査を進めることができるのとは対照的である。

遺族が法廷で医療過誤を主張した場合の対応を聞くと、コロナーは、遺族に「法廷は死因等、死に関する医学的判断を下すが、過失は判断しない」と説明する。コロナーは、ただ死因究明を指揮し、死因を最終的に決定するとともに、関係者に公正に説明する。私が英国でトップの心臓外科の教授に「先生は、手術中、もし事故で患者さんが死んだらどうしますか？」と聞くと、彼は、「届け出るよ。なぜなら、コロナーは法の傘の下に、怒れる遺族から医師を守るからだよ」と即答した。いっぽう、米国で、あるメディカルイグザミナー（ＭＥ）に医療過誤事例への対応を聞くと、死亡証明書を遺族に交付し、医学的な説明をした上で、裁判所の求めがあれば証言し、医師免許の資格を審査する医師管理団体に報告することもあると答えた。

ビクトリア州のコロナー制度

コロナー制度の世界最先端を行くのは、オーストラリアのビクトリア州(州都・メルボルン)である。日本では、他国の制度と比較して、自国の制度を批判すると、それは国の事情が違うから、と切り捨てられるが、英国調査旅行中にビクトリア調査を勧められ、二度訪問した。ここでは、法医学研究所とコロナー事務所という二つの行政機関が同じ建物に入り、公的死因の究明、特に、事故の再発防止という共通の目的のために職員が一緒に働いているのである。日本では、死因究明について、検察、警察、法医の連携が取れず、死因究明全般が見渡せないのと対照的である。ビクトリアでいう「事故」とは、医療事故に限らず、家庭内で起きた子どもの事故、水難事故、トラクター事故等、あらゆる事故が含まれる。日本の警察の捜査が個人の刑事責任を追及するものであるのと違って、コロナーの調査は、事実認定を徹底して死因を究明し、調査過程で、死に寄与した要因の中から再発防止策を見出そうというアプローチである。そのため、関係者の協力も得やすく、調査結果を施策に活かせる。殺人事件でも、他の領域の専門家の協力を得やすく、広い視点から対応できる。本書で紹介してきた、見逃す可能性のある、あるいは、判断を誤る可能性のある事例にも的確に対応できることこそ見習うべきである。その上で、あらゆる事故の再発防止に専門領域を超えて多職種で取り組もうとする姿勢が、世界一の評価を受ける所以であろう。

オーストラリアビクトリア州のコロナー制度改革を主導した老コロナーに、動機を聞くと、「トヨタのカンバン方式の考え方と同じだよ」といわれた。よい「死因究明」を日々、チームで「見える化」し、「改善」してゆこうとする方式なのであろうか。

メルボルンで、仮に割りばし事件が起こった場合、どうなるだろうか。まず、異状死届出・法医解剖の対象になる。専従の医師、看護師が、カルテを取り寄せてチェックをし、毎週行われる事例検討会で法医・コロナーと議論をし、各々の死因究明実務に活かしている。コロナーは、複数の類似事故の事例を検視法廷に集め、死因究明に加えて、再発防止策を、関係機関に対して提言する。このような制度下では、割りばし事件は、時を経ずして医療専門家集団が、死因、病態、診療経過について分析・合意し、その過程の議論をコロナーが共有した上で、不可避の事故と関係者に伝えられ、紛争化することはない。

割りばし事件は唯一無二の事件であったが、例えば、リドカイン（抗不整脈薬、局所麻酔薬）を静脈注射する意図で、誤って、濃度の濃い点滴用を希釈せずに静脈注射してしまった死亡事故が続いた時、メルボルンでは複数の事例を集めて検視法廷を開いた。検討過程で、薬液の容器や病棟への配備法等の共通する問題点が明らかになり、コロナーは、製薬企業や病院関係者等に改善の提言を行ったという。加えて、登録した医師に、警鐘事例の情報が、Ａ４用紙一枚くらいに要約されてメール配信される。私が紹介したのと似た浴室（シャワー中）の急性一酸化炭素中毒のケースも取り上げられていた。

英米法圏諸国との違い

英米法圏諸国と日本との死因究明制度の決定的な違いは、客観的な事実認定が求められるか否か、情報が公開されるか否かにある。英米法圏では、専従行政官が専従捜査官や医療専門家の助けを借りて、情報を公開し、法的判断は避けつつ事実を認定し、事実をもとに死因を決める。この死因をもとに検察の起訴、裁判官の法的判断が下される。これに対して、日本では、警察官、検察官が、医療知識が乏しいにもかかわらず、死因や過失について、自らの見立て（法的判断）に沿った捜査を情報非公開のまま行い、起訴をし、刑事裁判で過失を追及できる。いっぽうで、医療専門家が死因究明に公に協力するシステムがない。また、解剖や捜査に関する情報は、検察官が刑事裁判で自ら必要と思った事項に限って開示するまで公開されず、チェックも受けない。そのため、刑事裁判の争点自体が不適切なことがある。これは、割りばし事件において、検察官が独断で次々に争点を「つくり」続け、裁判所も弁護側も各争点について検討を余儀なくされたことからも明らかである。

コロナー制度、特に、ビクトリア州の制度においては、日々、診療経過と解剖診断の両方を比べながら医療専門家、法医、コロナーが、予断を排して議論し、死因を究明している。そして、検視法廷では、種々の証拠を根拠として、コロナーが公的な死因を決定するので、その後の裁判等において、死因が大きく争われることはないはずである。実は、ビクトリア州では、コロナーの情報は、刑事・民事裁判に使えない。医療関係者の協力を得るため、そして、争訟活動に利用されないようにするためと思われる。代替する制度があるが、紙幅の関係上、本書では紹介できない。

日本の死因究明制度は、大陸法に則った警察主導の制度である。監察医制度は、戦後、全国七都市に導入されたが、存続しているのは、東京二三区、大阪市、神戸市でのみである。米国の監察医制度(後述)と違って、警察が非犯罪死と判断した事例にしか関与できず、捜査権限もない。北欧や東欧諸国も、大陸法的な死因究明制度を採用している。ただ、検察官や警察官の法的権限を重視する日本に対して、日本以外の多くの国々では、死因究明の公益性・科学性を優先しているように見える。死因究明専従の検察官をおいている国・地域もある。

日本においても、医療案件専従の民事裁判官が、大都市の裁判所の医療集中部に配置されているが、コロナーのような死因究明専従の法曹行政官や検察官はいない。医療職経験のある死因究明専従の捜査官もいない。例えば、警察が看護師経験者を捜査官として採用するだけでも、医療関係者・一般への事情聴取や遺族対応等によりよい対応をとれるのではないか。死因究明は法的判断と密接に関連しているので、担当者は、自ら経験を積むばかりでは足りず、さらに、情報を公開しつつ、複数の医療専門家の判断が活かされるシステムの支えを要する。

遺族に解剖情報を伝えることの重要性

私は司法解剖を行った後で、多くの遺族から説明を求められてきた。法的制限があるため、当初、どのように対応したらよいか検察官に聞くと、自分たちにまかせてくださいというので、放置していた。しかし、何年経っても、遺族が説明を受けていないという事例が続いたため、ある時から、検察官に告げた上で、電話で遺族に死因や医学的な事項について説明をし、「医療過誤かどうかは検察官に聞いてください」と告げることにした。私の教室の大学院生が、医療過誤の訴訟を担当している弁護団に依頼をして、顧客の遺族に、「なぜ医師を訴えるのか」についてアンケート調査をしたところ、肉親が司法解剖されたものの、解剖後、長い間説明を受けられないことへの不満が、遺族が民事訴訟を提起する原因として最も多く、解剖執刀医の説明を求めていることがわかった。この学会発表は、新聞報道され、その後、警察が、解剖が終わった後、私に遺族に対する説明を依頼する機会が増えた。一例を紹介する。

ある時、私は腎透析用の鎖骨下静脈カテーテルの挿入中に亡くなった高齢者を司法解剖した。死因は、カテーテルによる血管損傷に続く血胸(胸腔内に、血液が蓄積している状態)であったが、血管の微小な穴を見つけるのに苦労した。坑凝固剤の影響のため出血が止まらなかったと推察される。いっぽう、解剖前にはわからなかった冠動脈の疾患を見つけることができた。遺族は私と同年代の医師であった。説明後、遺族から、「病理解剖を勧められても、承諾しなかった。無理矢理解剖されたけれど、説明を聞けてよかった」、「主治医に過失はないと思っている。間違いのないように」と告げられた。診療中の容態急変例に対しては、必ず解剖した上で、できるだけ早く遺族にわかる限りのことを丁寧に伝えることの重要性を実感したのは、この事例にとどまらない。なお、本件の主治医は、異状死届出をしていた。届け出た医師に、解剖結果を伝えるのは当然であろう。

9章　死因究明の理想形を求めて——事例検討会の試み

既に、救急医療に関連した刑事事件として、杏林大学病院割りばし事件のケースを紹介した。その中で、いかに医療専門家の公正・科学的な意見を検察官や裁判官に的確に伝え、理解を得るかが鍵を握ることが理解されたと思う。司法解剖となる事例の少なくとも四分の一程度は、救急医療を経ている。したがって、救急医の協力なくして、適切な死因究明ができないことは、これまでにも言及してきた。

トーマス野口氏のアドバイス

米国の法医学者・トーマス野口先生(一九二七年生)は、日本医科大学を卒業後、渡米してロスアンゼルス郡検視局長を務め、その間、マリリン・モンローやロバート・ケネディに代表される多くの著名人の検視や解剖に従事した世界で最も有名な法医学者である。先生は、ある著名人の死因究明を行った際に、プライバシー暴露ととらえられたバッシングを受けて検視局長の座を追われた。その後、南カリフォルニア大学病理学教授として、外傷事例に関する多数の解剖情報を現場にフィードバックし、医療の質を向上させる活動に精力的に取り組まれた。

野口先生は、二〇一〇年に日本救急医学会総会で講演された際に、聴衆から「日本では、法医学者に問題があるから、同じようなことはできない」と指摘された。すぐに、先生は私に、「何とかしないと、日本の法医学はダメになるよ」と伝えてこられた。ホスト役であった帝京大学救急医学の坂本哲也教授に、野口先生のお話を直接拝聴する機会をつくっていただいた。その後、杏林大学病院割りばし事件で活躍された有賀徹教授、堤晴彦教授はじめ、熱心な日本救急医学会の先生方と懇談を重ね、東京周辺の法医、救急医の有志を集め、検察官の立ち会いの下、救急医療を経て司法解剖となった事例と医療事故の事例を検討する勉強会を月例で行うことにした。

参加者を絞り、個人情報が決して漏れないように配慮した上で、司法解剖執刀者が、事例概要と解剖所見をまとめ、論点を提供するプレゼンを行い、その後、参加者全員で議論した。私は、そこでの議論を基に鑑定書を作成するようになった。最盛期で五〇名ほどが参加する月例事例検討会を二〇一二〜一三年にかけて二年弱開き、五〇事例あまりを検討した。その中から、三事例を紹介したい。

ケース55（パチンコ屋事件）　六〇歳代の男性二名が、パチンコ台を取り合って殴り合いになり、五分も経たないうちにAが倒れ、大学病院に救急搬送された。CTで脳梗塞が見つかり、救急医は、その原因を外傷性頸動脈解離と診断、ステントという器具を頸動脈に挿入して血管を拡げる治療を施した。喧嘩相手のBは、五か月後、刑事裁判で傷害罪の有罪判決を受けたが、その翌日、Aは死亡した。その約一か月位前から肺炎が悪化し、食事を口から摂取できなくなったので、頸部の静脈にカテーテルを挿入した後、急速に容態が悪化して死亡していた。担当検察官が、被害者の死が暴行に起因するか否かの判断に依って、傷害致死で起訴するか否か、勾留期限（二〇日間）中に決めたいので、司法解剖を担当した私に早く判断して欲しいと希望を伝えてきた。そこで、解剖の翌週予定されていた事例検討会において検討した。救急医に頸動脈損傷と指摘された部位を採取し、組織検査を行うと、動脈硬化と狭窄を認めたが、外傷性解離は認められなかった。

外傷性頸動脈解離とは、頸部の打撲により頸動脈の中膜が裂け、そこに血栓が生じる病態である。この血栓が血流に乗って脳動脈を詰まらせると、脳梗塞を生じる。そして、脳梗塞患者は、意識障害が続くと肺炎を起こしやすい。誤嚥に加えて、繊毛《せんもう》による気道内細菌・粘液除去運動の力が低下して、細菌が増殖し、肺炎を起こすためと考えられている。このように何らかの行為の後、脳梗塞や肺炎が発生した時は、因果関係の判断に注意を要する。

ケース55のように、暴行の最中、あるいは、暴行後間もなく容態が急変した場合、暴行と容体急変との間に因果関係が認められることが多い。しかし、解剖してみると、暴行の際に暴行と無関係に生じた事情で容態が急変していたことが判明する事例が少なくない。加えて本件では、死亡当日、中心静脈にカテーテルを挿入した後間もなく容態が急変したので、医療行為と死亡の因果関係も問題となった。

本件では、最初に診療した大学病院の救急医が、外傷性頸動脈解離と断定し、検察官・裁判官がその診断、及び、打撲された頸部血管損傷部にできた血栓が脳梗塞を惹き起こしたとする意見を受け容れたことから、傷害と脳梗塞の間の因果関係が認められ、喧嘩相手の被告人Bは傷害罪で有罪の判決を受けていた。

検討会の成果――「冤罪を免れた」

Aが入院した直後のMRI（核磁気共鳴映像法）の画像を脳外科医に見せると、喧嘩の際に発生したと考えられる新鮮で大きい急性梗塞に加え、少し前に発症していた亜急性梗塞の存在も指摘された。時期の異なる脳梗塞の反復は、共通の血栓源の存在を示唆する。脳梗塞の原因として、心房細動による血流鬱滞のため、心房内に生じた血栓が原因となることが多い。長嶋茂雄・元巨人軍監督が倒れた時のケースがそうである。司法解剖の翌週、解剖結果と臨床経過を事例検討会でプレゼンし、多数の法医学者と臨床医が激論を戦わせた。その結果、心房細動の既往症のあるAの心房内に大きな血栓があり、喧嘩の最中、脳血管を塞いで急性脳梗塞を生じさせたこと、亜急性脳梗塞も心房由来の血栓によるものと衆議が一致した。当初、救急担当医が断定したように、喧嘩の際の頸部打撲により外傷性頸動脈解離を生じたと仮定した場合でも、その部に、当該脳梗塞を生じうるほどの大きさの血栓は、血管受傷後五分程度ではできず、最低でも数日を要する。そもそも、当初の救急担当医の描く筋書きが成立しないことは、複数の救急医に聞けば直ちにわかる。しかし、検察官は、専門家に意見を聞く時、一人一人、最初の見立てを前提に聞くので、聞かれた専門家も「大学病院の救急医がいうなら、ありえないことではない」と答えた可能性が高い。

検討会に参加した担当検察官は、議論を聞いて理解し納得した様子であった。議論の内容を文書化して渡すと、検察官は、Bを傷害致死罪で起訴することを止めた。放免されたBは、SNS上に「冤罪を免れた」と発信したそうである。本件のように、五か月前に受けた損傷や血栓は、解剖では確認できない。検討会を行わなければ、検察官が、当初の救急担当医の結論を追認して起訴し、Bは傷害致死の罪を問われた可能性が高い。

「誤りに学ぶ」ことの重要性

この事例に関する検討会の経験から、一流病院や大学の専門家や権威の意見を妄信して法的判断を行うことの危険性が痛感される。そして、客観的・公正な医学的判断のためには、複数の経験豊富な救急医（当該診療科専門医）と法医学者が先入観なく、容態急変を含む診療経過、既往症、画像、解剖所見を自由に議論しながら検討しなければ、正しい医学的結論を導けないことが明らかである。現状では、司法解剖の情報公開を禁じる刑事訴訟法四七条の壁に阻まれているが、正しい法的判断を担保して冤罪を防止し、法医、救急医ばかりでなく、検察官の実務能力を向上させるためにも、診療経過と解剖結果を法医・救急医が検討するアプローチを実現する必要性は明らかである。杏林大学病院割りばし事件や福島県立大野病院事件も、このような検討会を行っていれば発生しなかった。二つの事例とも、検察官が医療専門家に求めたのは、客観的な意見でなく、自らの筋書きを支持する意見であった。

一般に、何かの行為中の容態急変や突然死については、解剖所見、死亡前後の状況、診療経過、既往症、素因について、複数の法医・救急医と、必要に応じて医療専門家を加えた地域事例検討会で検討すべきである。もし、事例検討会が公的な制度として実現すれば、冤罪防止に役立つばかりでなく、法医、救急医、検察官各々の実務の質も向上し、若手教育にも極めて有効になるであろう。法医学に対する興味を持つ医師が、医療の分野から参入することを促し、人材難の解消ばかりでなく、質の担保、誤りのチェックができることも期待される。最も重要なことは、この事例検討会を成立させる要件は、「人は誰でも間違える」、だから、「誤りに皆で学ぶ」意識であり、個人のミスを追及しない意識改革である。

次の**ケース56**では、解剖と慎重な意見聴取・病理学的検討により、治療の合併症(医療事故)の判断が病死と訂正された。また、治療中の容態急変例は、画像により出血・心嚢血腫《しんのうけっしゅ》が判明していたとしても、解剖が必要であることを示している。

―ケース56(カテーテル焼灼術中の心筋梗塞破裂)　心房細動を繰り返している高齢者に対して

(不整脈の発生源である)右心房峡部にカテーテル焼灼《しょうしゃく》術(肺静脈と左心房の境界を電極カテーテルで通電することで電気的なつながりを遮断し、心房細動を抑制する治療法)を実施中、容態が急変。医師は、心囊血腫(心臓を包んでいる心膜内に血液がたまった状態)と診断し、血腫を除去するために心囊穿刺《しんのうせんし》を行ったが死亡した。司法解剖後、大学病院の第三者専門医は、保存した心臓を見て、焼灼術によって右心房に穴が開いた(右心房穿孔)と意見を述べた。しかし、事例検討会に参加していた第三者の法医学者が多数の心筋梗塞破裂事例を見た経験から、下壁梗塞に伴う心破裂による心囊血腫の可能性を指摘した。そこで、一緒に心臓と新規に作成した標本を調べたところ、左心室の下部に始まった心筋梗塞が心室中隔を上方に進み、右心房焼灼部に近い右心室上部に達して、外に通じ、心囊血腫が生じたことを確かめた。さらに、組織所見と術前心電図所見は、焼灼術開始前から心筋梗塞が進行していたことを示していた。心筋梗塞は、心房細動に伴って心房内にできた血栓が冠動脈に詰まったためと推定された。

事例検討会に参加して、議論を聞いていた幹部検察官は、「聞いていなかったら、起訴したかもしれない」と述べた。この事例も、専門家の一人だけの判断を、複数の事例検討会参加者が訂正し、誤認起訴を防いだ事例である。

子宮アナフィラキシー仮説

次に、出産関連死の死因を議論した事例を紹介する。出産時の母体の出血関連死は、医療紛争になりやすく、裁判で死因が争われる。出産時によくある出血原因として、弛緩出血、胎盤残遺、癒着胎盤、産道裂傷、羊水《ようすい》塞栓《そくせん》症《しょう》等がある。このうち、羊水塞栓症は、予見・回避が難しく、救命可能性が低いため、医師は過失責任を問われないとされる。したがって、従来、出血死の死因が羊水塞栓ならば無罪、頸管裂傷による出血なら有罪とされてきた。羊水塞栓とは、羊水が母体の血流に入ったことで、肺に塞栓が惹き起こされ、呼吸困難になるのに加え、羊水中の組織因子が血液凝固系を活性化・消費するため、胎盤が剝がれたところから大量出血も起こり、母体が重篤な状態に陥る病態である。さらに、日本の先進的な産科医は、羊水が抗原として母体血中の抗体と反応してアナフィラキシーを惹起することで、子宮筋を弛緩させ、大量出血の原因となるとする説を提唱していて、産科医らに受け入れられつつあった。

――**ケース57（出産関連死の死因を議論した事例）**　数年前、出産時に出血死した母体を司法解剖していた。臨床経過は、分娩直後に一五〇〇グラム出血し、一時間余の間に産道裂傷を二回縫合。この間、九〇〇グラム出血。子宮を手で圧迫する方法で止血し続けたが、出血は続き、五時間後にショックが進行し、死亡した。この間、総出血量五七四六グラム、輸液一〇〇〇〇ミリリットル。東大の産科専門医が、解剖に立ち会って子宮に触れ、「弛緩出血(出産後、子宮が収縮しないために起こる出血)で間違いない」といわれたのを受け、鑑定書を提出した。

その後、検察官が筆者にこの事例の「血液が残っているか？」と聞くので、理由を聞くと、「羊水塞栓の検査をしたい」という。冷凍庫の中の解剖体の血液は、五年を過ぎれば処分するので、五年以上経過していた本件の血液は残っていなかった。これだけの重大事例の刑事処分が、六年も七年も放置されていたことにも驚いた。

その少し前、日本産科医会の幹部から私に司法解剖情報のフィードバックの要請があり、対話していたので聞いてみると、「羊水塞栓なら、H医大産婦人科が、全国の血液、組織を集めて検討している」と教えてくれた。連絡すると、すぐ、当該事例の組織切片から抗原を有する細胞を可視化する免疫組織法を実施していただき、子宮に羊水成分、及び、アナフィラキシーの根拠となる補体(血中にある炎症反応に関与している酵素及びタンパク質群)成分が存在していることを確認できた。羊水成分は、子宮頸管裂傷部から侵入し、補体は、子宮全体に拡がっており、子宮の弛緩に寄与した可能性が示唆された。

　本件は、事例検討会に産科専門医を多数呼んで、常連メンバー皆で議論をした。産科医を中心に分析を行ううちに、子宮頸管裂傷、羊水塞栓、アナフィラキシー、出血性ショックのそれぞれが、従来考えられていたような別々の疾患ではなく、一人の子宮の中で相互に作用しながら、母体の出血死に寄与していることを知った。疾患概念の移り変わりの現場を、多くの法医学者や救急医が目撃し、驚きを共有した。司法解剖は、医師の業務上過失の判断のため行われるが、事例検討会は、純粋に死因究明のために行われる。その検討結果を当事者である遺族や医師に説明・伝達できれば、遺族の納得も得られ、紛争を防止できると期待される。子宮アナフィラキシーの概念は、参加していた産科医以外、誰も知らなかったし、欧米の産科雑誌に投稿した論文が、当分、受理されなかったことから見て、まだ、日本独自の学説にとどまっているが、免疫組織の画像を根拠として産科医が提唱している理論と根拠は明快であった。このように、司法解剖のケースから、新しい知見を臨床医の仲間と一緒に発見することもできる。法医学が医療の進歩にも貢献できるのである。

10章　冤罪事件はこうして起こる

杏林大学病院割りばし事件、福島県立大野病院事件のような医療事故から生まれた冤罪事件の背後には、連綿と続く、古典的ともいえる多数の冤罪事件がある。私もそうした事件のいくつかに関わったが、なかでも湖東病院事件と大崎事件は、医療に関連する事例であるにもかかわらず、単純な殺人事件にされてしまった。湖東病院事件は、第二次再審時から医療専門家が参加したことで、風向きが変わり、第三次再審で無罪となった。ところが、大崎事件では、第三次再審請求における地裁、高裁の再審決定を、最高裁が、合理的な根拠も示さずに取り消した。当事者の一人として、科学的な「事実認定」を平気で否定する、日本の刑事司法・刑事裁判の宿痾《しゅくあ》の深刻さを痛感した。これら二つの事件に関わった鑑定者の立場から考えを述べ、読者が日本の刑事司法の根深い問題についての理解を深められることを期待したい。

湖東病院事件

ケース58は、看護助手が、故意に人工呼吸器のチューブを抜いて患者を殺害したとされた冤罪事件である。まず、前提知識として、酸素欠乏による死亡は、ヘリウムガス自殺等で見ることがあるが、人工呼吸管理中の患者の人工呼吸器のトラブルや故意の機能停止によって発生することもある。頸部圧迫等による窒息死の場合には、明確な窒息所見が認められるが、酸素欠乏による死亡は、解剖しても根拠となる所見が認められない事例が多い。そして、これを死亡状況に依存して診断しようとすると、死因を誤ってしまう危険性がある。

ケース58(湖東病院事件――植物状態の心停止が殺人に?)　原因不明の体重減少、摂食困難が進行していた高齢者に呼吸異常が見られるようになったため入院させたが、入院直後、心停止に陥った。治療により心拍が再開したものの、自発呼吸はなく人工呼吸管理となった。約七か月後、看護助手だった被告人が人工呼吸チューブを抜き、酸素欠乏(急性低酸素状態)により殺害したとして有罪判決を受けた。これに対し、弁護側は、致死性不整脈を含むその他の原因で死亡した合理的な疑いがあると主張した。第二次再審請求審において再審開始決定がなされ、その後の再審公判においてそもそも本件の死亡には事件性が認められないとして、無罪となった(大津地裁令和二年三月三一日判決)。

窒息死説の不合理性

私は弁護団の依頼を受けて、司法解剖の鑑定書・証言録等を見た。執刀医の鑑定書は、解剖と検査が丁寧に行われた事実を示しており、特に、通常行われない死体血の電解質測定まで行っていたことが冤罪解決の鍵となった。しかし、検察側証人として、執刀医は「死因は、人工呼吸チューブを抜いたことによる窒息死」と主張した。私は、この主張を以下の理由から合理的でないと考えた。

① 患者の小脳から低酸素虚血に脆弱な「プルキンエ細胞」が脱落していた(組織所見)ことを解剖執刀医はチューブを抜いたことによる酸素欠乏の根拠とした。ところが、入院直後(死亡約七か月前)、患者は心停止(低酸素虚血)の後、心拍が再開した(再灌流)が、脳幹部の障害により人工呼吸管理を強いられたことから、この時点で多くの「プルキンエ細胞」が脱落していたことは間違いない。

② 窒息死の場合、顔面・臓器が鬱血することが多いが、酸素欠乏による死亡には鬱血を通常認めない事例が多い。ところが、検察側証人は鬱血があったと主張した。しかし、死者の

③　顔面は蒼白であったとの目撃証言があり、鬱血（窒息死）はなかったと考えられる。呼吸中枢と循環（交感神経）中枢は、脳幹部の同じ領域にある。患者は呼吸中枢の障害のため人工呼吸管理に陥っていた。鑑定書は、「脳全般の軟化に加えて、脳幹部も通常より軟化し、脳幹死に移行した状態と判断される」と記していたが、これは、入院直後の心停止と蘇生によって生じた変化とみるべきである。したがって、脳軟化に伴って既に呼吸中枢の機能が停止し、その後数か月を経て、その神経障害が脳幹部の同一領域にある循環中枢に及べば、循環停止に至るのは自明の理である。自然経過の中で死亡は予期されていたといえる。

④　解剖医は、鑑定書に「気道末梢に痰の貯留あり」と記し、解剖直後の調書にも「痰貯留による窒息死の可能性あり」と供述していた。しかし、法廷では、「酸素欠乏による窒息死である」と証言した。解剖医が、警察・検察に誘導された可能性を示唆している。

それまでの裁判で、人工呼吸器の取り扱いが争点となっていたので、現場の事情に詳しい麻酔科・集中治療の専門家による再鑑定を行うべきだと弁護団に勧めた。

⑤　その麻酔・集中治療専門家は、確定判決が認めた「三分程度の酸素欠乏で心停止した」ことを否定した。通常、頸部圧迫等により窒息死するには、数分程度を要するとされる。確

定判決も認めている脳全般の軟化は、酸素消費量を著しく減少させるため、三分程度、酸素欠乏しただけでは心停止しないからである。加えて、脳軟化によって顔面神経障害が起きていた可能性が高いので、供述調書にあるように、気管チューブを抜いた時に患者が「口をハグハグさせ顔を歪め苦しそうに死んでいった」というのは医学的に起こりえないという。

⑥

解剖執刀医は死体血に高度の低カリウム血症が見られることを示し、その正否が争点となっていたが、検察側の三名の法医学者は、測定ミスと主張した。私は、以前、やせ薬事件（ケース44）で、本件と同様、利尿剤の慢性投与による同程度の低カリウム血症のケースを見ていた。診療経過を分析し、文献を読みこむと、それ以外にも低カリウム血症となる要因が複数あり、死後は血中のカリウムが上昇するはずのところ、低い数値を保っていた理由も合理的に説明できた。具体的には、低カリウム血症が、利尿剤・下剤の慢性投与、プレショック状態・人工呼吸管理の持続により生じることを、文献及び自験例の根拠を挙げて示した。そして、細胞内のカリウムが枯渇し、死後、極少量しか血中に漏れなかったと考えた。

ケース58のような、入院中の予期しない死亡の死因を究明するには、患者の既往症やどのような入院経過をたどったかを分析することが必須である。診療録と解剖・検査所見を見れば、自然の経過の中で起きた、予期された死であったことが明らかである。しかしながら、第二次再審までそのような診療経過や既往症の分析は行われず、捜査官の見立てた犯行に沿う証言のみが集められた。その結果、医療案件が殺人事件と誤認され、被告人が長期間勾留されることになったと考えられる。

「事実」と「見立て」の混同

本件の裁判では、直接死因が争点とされたが、本来、死因究明上、そして、法的判断の根拠となる死因とは、原死因であることは、既に、ここまで読まれた読者の方は理解されていると思う。本件は、入院の端緒となった呼吸異常・低蛋白血症が一連の病態の起因となっており、その原因は不詳であるから、原死因は「不詳」とするしかない。死後早期に、捜査官が、ひとりの看護師の「人工呼吸器チューブが外れていた」という真偽不明の供述にとらわれ、その後は、この「見立て」にあう供述を集め、取り調べの際に被疑者を誘導して（実際にはない）「犯罪事実をつくった」と考えられる。なお、検察官が最高裁に提出した供述調書によると、解剖医が、「私が話した内容であるが、私の不在の場で書いてもらった」と述べている。供述を強いた検察官に対する抗議とも受けとれる。

この事件に限らず、専門的知識の乏しい取調官が、専門家に意見を聴取する際、予断に基づいて専門家に呈示する資料や前提条件を絞り、自らの見立てに沿った問いを発し、聴取内容を作文することが常態化していると感じる。そのため、公正・適切な事実認定や死因究明ができず、捜査や裁判が混迷に陥ってしまうことがあると考えられる。本件は、これらの捜査手法を改善しない限り、避けることのできないシステムエラーであったと考えられる。

警察・検察は、捜査過程を文書に記録する。その文書作成の過程で、「事実」と「見立て」が混同され、いったん文書になると、見立てが事実と区別できなくなるのではないか。そして、いったん起訴すると、自ら主張した「事実」に反する証拠・証言を断固排斥しようとする。重要なことは、事実を、仮説や推測を交えず、ありのまま見て理解し、忠実に文書化した上で、その記載内容に基づいて分析・考察することである。私は、もともと実験研究者であるから、事実と解釈を区別する習慣が身についている。科学研究と同様、科学捜査においても事実と解釈は区別しなければならない。そして、科学研究と同様、科学捜査でも、データ（事実、証拠）の信頼性を重視し、根拠に基づいた分析・推論、第三者による批判や自らの誤りを受け容れるべきではないか。

私自身は、東大に赴任した直後から、できる限り、医療案件には、医療専門家の意見を求めた。いっぽう、重要な殺人・傷害致死事件を解剖する際には、検察官に立ち会いを求めた。事件後、検察官の質問を受けるにつけ、ともかく、まず、見て、感じて、わかって欲しかったからである。そして、解剖前には、警察官に状況等を聴き、解剖で注目すべき事柄はどこかを参加者と確認し、注目すべき所見が見えた時には指摘・説明し、質問を受けた。率直な質疑を通して、できる限り、私と参加者の間の疑問を解決しようと心がけた。そして解剖後には、できるだけ早く、解剖所見、検査所見をまとめ、死因等、鑑定事項や問題点について説明し、自分が疑問を抱いたことがあれば、警察に具体的に指示して捜査を依頼した。いっぽうで、文献を調べ、専門家に意見を聞いた。これらの情報が揃った時点で、すぐに鑑定嘱託事項に想定される問題点とそれへの回答を加える形で鑑定書を作成し、早々に提出してきた。その後、捜査官や検察官から事情を聴かれた時には、大部分は、既に鑑定書に記載していることを指摘し、供述調書には応じないできた。若い頃、検察官が私の話を供述調書にまとめる過程で私の意に沿わない内容にされてしまった経験があり、そもそも、言わされることに抵抗を感じたからである。そして、警察・検察に意見を求められた場合、前提となる資料と鑑定事項を列挙して、鑑定書・意見書を作成するように心がけた。このように、自ら鑑定した事件では、警察官や検察官に正しい情報を、訊かれる前に自ら早く伝えようと努めた。

大崎事件

法医学の人材難を心配する声は大きい。確かに、年間二万件弱の法医解剖数に対して、日本法医学会の法医学認定医は一四〇名ほどしかいない。いっぽう、それでも、「法医解剖さえしておけば大丈夫か？」。この問いについて、ベテラン法医学教授が解剖した**ケース59**を基に考えよう。なお、死亡した男性は、日頃、酔ってトラブルを繰り返していた。警察は、当人に批判的であった兄嫁が知的障害のある男性親族二名をそそのかして男性をタオルで絞殺した殺人事件と断定したが、兄嫁は、一貫して関与を否認した。しかし、裁判では事故死の可能性が全く審理されず、殺人を前提とした司法解剖に基づく鑑定と、共犯者とされた男性親族二名の自白供述により、男性親族二名と兄嫁が有罪とされた。

―ケース59（大崎事件――自転車事故が殺人に？）　一九七九年一〇月某日夕刻、鹿児島県の農村地帯で普段から酒浸りの中年男性が、自転車ごと農道から用水路脇の土手に転落・衝突し、体の右側全般と両下肢に打撲を示す黒色調の変色(解剖時、切開し、出血と確認)を生じ、用水路に落ちた。その後、何者かに農道上に引き揚げられ三時間近く半裸ずぶ濡れのまま放置された後、近隣住人二名が自宅に連れ帰り放置した。二日後、自宅の牛小屋にある堆肥の山にうつ伏せで埋められた死体が発見された。裁判では、日頃、死亡した男性に批判的だった兄嫁が知的障害のある男性親族二名を唆し(後に自白)、タオルで絞殺したと認められたが、兄嫁は否認を貫いた。絞殺体では、圧迫された場所より上方が鬱血する。そして、死後、うつ伏せに埋没されると、死斑・血液就下(死亡すると血液循環が停止することにより、血液が重力の作用で死体の下位になった部分に移動し、血液の色によって皮膚の色が変わること)は体の前面に生じる。顔面には、鬱血と死斑が重なるため、腐敗に左右されないくらい、強い血液由来の変色を生じる。ところが、解剖写真で遺体の全身の状況を見ると、顔面を含む体前面に死斑・血液就下を認めず、白っぽかった。遺体の腐敗は、組織血量が少ないと、抑えられる。前に述べたように、頸部を圧迫された場合、圧迫部には筋肉内出血を生じ、圧迫部から上方は鬱血する。筋肉内出血も顔面鬱血も、腐敗が進むと、黒っぽくなる。ところが、本件では、捜査機関が想定した頸部の圧迫部も、圧迫部から上方も白っぽい、すなわち、出血も鬱血もないばかりか、出血多量によって組織血量が著しく減少していたのである。

そして、体の右側に多数の打撲傷が集中していることから、被害者が自転車ごと用水路に落ちた事故による外傷に伴う出血性ショックで死亡したと推定した。転落後、ずぶぬれのまま、気温の低い農道に放置されていた状況から低体温症による全身状況の悪化も寄与した可能性も否定できない(大崎事件第三次再審)。

当初、事故に関する説明を受けずに、被害者を司法解剖した法医学者は、遺体が腐敗していたこともあり、他に著しい所見を認めないので、窒息死と推定するしかないとし、頸椎体前面の出血を根拠に、前頸部に外力が加わったことによる他殺であると鑑定書に記した。どの法医学書にも、頸部圧迫による窒息死と鑑定するには、頸部圧迫の所見、窒息の所見を示した上で、外傷等、窒息死以外の死因を示唆する所見があれば、外傷死等の可能性を除外しなければならない、と記されている。これに照らすと、当初の鑑定は、頸部圧迫所見も窒息所見も示していない。頸椎体前出血を頸部圧迫所見と誤認した上で、頸部圧迫による窒息死と断定した誤鑑定である。加えて、外傷が明らかにみられるのに、それの死への寄与を全く考慮していない。鑑定医は、まず、窒息死という結論を述べた後、窒息の手段となる頸部圧迫の根拠として、頸部圧迫所見を認めないので、「頸椎体前出血」を頸部圧迫所見であるとしたのである。論理上、正しい根拠から結論を導くべきところ、①結論を先に述べて、その根拠を挙げたが、②挙げた根拠が誤りであるから、窒息死という結論は誤りである。なぜか裁判所は、この論理的矛盾に目をつぶっている。私は、頸部圧迫による窒息事例を多数解剖してきた。ところが、「頸椎体前出血」を見たことがなかったので、文献検索をして、頸椎体前出血は、交通事故等による頸部過伸展（鞭打ち損傷）によって生じることを知り、救急医に相談して、彼らがよく経験する頸部過伸展損傷であることを確認した。

鑑定書に記載されている所見の意味を理解せず

科学者は、職業倫理上、再検証のため、判断の根拠となる資料を保存しなければならない。法医解剖の場合、再検証の資料は、鑑定書記載事項と写真である。そのため、法医解剖の執刀医には、所見の正確な記載と写真撮影が求められる。通常、殺人被疑事件の司法解剖では、数十枚以上撮影し、鑑定書も数十頁になる。この点、大崎事件の解剖時の写真は、一三枚に過ぎず、鑑定書の字数自体も極めて少ない。それでも、鑑定書を見れば、死斑の欠如、頸椎体前出血、体の右側に集中する打撲傷の存在は明らかであり、相応に記載されていた。私は、これら確かな所見をコアとなる根拠とし、自験例との比較を加えて検討し、具体的根拠を挙げて旨を絞めたことによる窒息死を否定し、事故による出血性ショック死と推定したのである。

裁判所は、写真や鑑定書記載を根拠とする再鑑定者の判断を、「解剖した法医にしか真相はわからない」という論理で切り捨てることが多い。しかしながら、①解剖所見は、観察力・見識を持った専門家にしか見えない。②見えていても、理解できない。あるいは、③理解できないから、所見が不十分になる。現に、「頚椎体前出血」や「死斑の欠如」は、鑑定書に明らかな記載があり、写真にも明示されている。本件の解剖執刀医には、頚椎体前出血や死斑の欠如が見えていたが、意義が理解できなかったのである。

解剖を担当した法医学者が誤りを認める

第一次再審において、解剖を担当したベテラン法医学者は、自らの解剖と鑑定が不適切であったことを後悔し、深刻な病気を押して出廷し、「頚椎体前出血は、頚部圧迫の根拠であり、死因は窒息死である」とする元の鑑定を訂正して、「頚椎体前出血は、事故による頚部過伸展を示す所見であって、頚部圧迫の所見でない」と証言した。ところが、裁判所は、解剖医自身が、真摯に自らの誤りを訂正したのに、事故の可能性について検証しないばかりか、無実の可能性の高い兄嫁の必死の訴えを黙殺し続けたのである。科学者の職業倫理は、研究上、自分の誤りに気づけば、訂正と公表を厳しく求める。また、医療者の職業倫理は、第三者を含めた関係者が真相を究明した上で、関係者への謝罪・説明と再発防止を求める。しかしながら、裁判官は、しばしば、科学や合理性や根拠を無視して、自らの「心証」に合わせて自由に「事実」をつくり、あるいは、警察官・検察官の「事実認定の誤り」を認めても正すことをせず、誰にも批判されることはない。本書の冒頭、国連拷問禁止委員会で、日本の刑事司法の人権軽視が批判されたことを紹介したが、その時に指摘した「事実認定に関する前近代性」を克服するためには、裁判官に科学に対するリスペクト、根拠に基づく判断、合理的な説明が求められる。いっぽう、再審裁判の非公開原則も、裁判官の不作為、刑事司法の闇を隠す利しかない。

再審決定を取り消した最高裁の不合理性

大崎事件の第三次再審請求を審理した福岡高裁の裁判官は、私の鑑定意見を読み込んで理解し、明確な根拠を示して事故死と判断、再審を認めた。しかし、二〇一九年六月、最高裁判所は再審決定を取り消した。最高裁の判事たちは、男性が事故による出血性ショック死だとすると、自宅の堆肥の山に埋めたのは救助者二名の犯行によるものと考えざるを得ないが、それは不合理であるという「心証」から事故死を否定した。そして、結論を合理化するため、頸椎体前出血と死斑の欠如が、鑑定書の記載内容と写真に明示されているのに、これらの所見が示す事実を認定することを避けた。英連邦諸国のコロナーが一つ一つ事実を認定し、事実に基づいて公に死因を決めることを求められているのに対して、日本の刑事裁判官は、見えないところで、見立て(心証)に合わせて、事実とは無関係に死因を決めることができる上、見立てに合わない事実は無視できるのである。

なお、この最高裁の決定が維持しようとした「犯行事実」とは、兄嫁が足を押さえつけ、男性の一人が手を押さえつけ、もう一人が首にタオルを巻きつけて力一杯絞めたことである。しかしながら、頸には絞めた痕がない。そればかりか、死体の右側全体と両下肢の損傷、そして、両耳孔に泥が入り、農道上で半裸ずぶ濡れであった状況は、自転車に乗って農道を走っていて、用水路越しに土手に頭部顔面から当たる時、頸部を過伸展し(頸椎体前出血を生じ)、体の右側が土手に強く叩きつけられた後、用水路に落ちたことを示している。そもそも、事故直後から救助時まで三時間前後、農道上で動けないまま半裸ずぶ濡れで、気温一〇℃台前半の路上に放置されれば、多発外傷に伴う出血がなくとも偶発性低体温症で死亡するリスクが高い状況である。解剖時、両耳と口腔に泥が入っていたのは、泥も吐けない「人事不省」状態であったことを示している。いっぽう、農道上で三時間前後、身動きできなかった男性が、用水路に落ちた自転車を自力で農道上に戻せたはずがない。救助者二名の供述調書の内容も、救助した場面は、「真実の暴露」といえる具体的な事実を数多く述べているが、帰宅後の二人の供述には大きな矛盾がある。死体の状況や、事故後放置された状況を見れば、男性は重症外傷患者であり、高度な救急医療に対応する現代の第三次救急医療機関に救急搬送し、集中治療を受けたとしても、救命可能性が低かったことを明示している。そして、救助後間もなく死亡したため、驚いた救助者二名が死体を遺棄したというのが真相であろう。自転車の転落事故に関与した可能性も除外できない。

用水路の転落事故は、農村地帯やその後宅地化した地域に残った用水路に極めて多い。二〇一九年一二月一六日のＮＨＫテレビ番組によると、取材した一五道府県に限っても、前年一年間に死者一五四人、けが人一八〇〇人余り、死傷者は約二〇〇〇人に上っている。本件は、薄暮、酒に酔って自転車乗車中の中年男性という、用水路転落事故の危険性の最も高い条件で発生した事故に遭遇し、現場の後、自宅に放置された救命困難な重症外傷患者が、「家で殺された」ことになった冤罪事件と考えられる。冒頭に掲げた、「法医解剖さえしておけば大丈夫か？」の問いには、「ベテラン法医学者といえども、解剖・鑑定のミスから、誤認捜査・誤認起訴、さらに、誤判から、関係者の人権と誇りを極限まで傷つけることがある」と答えるほかない。当初から事故を無視し、殺人事件であるとする「見立て」で動き始めた捜査機関の強い意向に、法医学者が巻き込まれてしまったと見ることもできる。しかしながら、裁判官は、鑑定人本人が、真実を暴露して、良心の呵責から逃れることさえ許さないのである。

おわりに

私は、学生時代の縁から、医学部を卒業する時、法医学教室の門をたたいたが、実験研究に専念する大学院生としてスタートした。卒業後六年間、自ら考えながら論文を読み、テーマを見つけ、実験を反復しながら、観察・考察・記録を繰り返す日々を過ごした結果、その後、仕事に占める実務の比重が増えても、研究し、論文を書くことが自然に続いた。研究者には、根拠(データ)、論理(ロジック)、同僚批判(受容)、協調(共同研究)、研究者倫理(捏造防止)が求められる。基礎研究者としてスタートしたことから、実務に当たっても、研究者に求められる自律的規範を意識し、疑問があれば調べ、尋ね、考え、実験で試すことが習慣となった。このようにして、愛媛、大阪、山口の各大学で実験研究をしながら法医学実務の経験を積んだ。

四五歳になる年、東大に赴任した頃から、医療刑事事件が多発し、これに対して医療界から刑事司法に対する批判が噴出し、法医学者にも矛先が向けられた。そして、多くの医療に関する解剖や鑑定、事故調査に深く関わるようになった。数多くの難しい診療関連死(医療事故死)

や救急関連事例の解剖や鑑定を、多くの医療関係者の協力を得て行い、事例検討会や遺族対応等、新たな試みもした。そもそも、殺人・傷害・事故による死亡例の多くが救急医療を受けていること、既往症、薬物、事故等の死因への寄与を考慮する必要があることから、救急医に意見を聞くことが多く、一緒に解剖をし、検討会で激論を戦わせることもあった。中には、連名で論文を書いた事例、冤罪を未然に防いだ事例、一緒に動物実験をした事例もある。そして、多くの専門家に対して「開かれた鑑定」の重要性と有効性を自ら体感し、専門家の先生方と共有した。

六〇歳で東京医大に移った後、冤罪事件の鑑定に関わるようになった。きっかけは『絶望の裁判所』の著者瀬木比呂志氏が、講演の中で冤罪事件(恵庭OL殺人事件)のことを熱心に述べられるのを聞いて、「法医鑑定はあるのですか?」と質問をしたことである。すると、すぐに、弁護団長の伊東秀子弁護士が「法律家の良心」という尊称をお持ちの元裁判官木谷明弁護士を伴ってこられ、お二人の熱意に圧倒されて鑑定を引き受けた。

私は、検察側証人であれ、弁護側証人であれ、鑑定医は、科学やスポーツと同じフェアプレー精神を遵守し、確かな事実・根拠を示した上で率直な議論をし、被告人はもとより相手方関係者に対するリスペクトを失わず、自らの行為の公正性と透明性を守ることは当然として、誤りは潔く認め、その原因を率直に考察し、次に活かすべきだと思ってやってきた。そして、フェアプレー精神は、刑事司法に携わる関係者全てにとっても、正義と人権に対する良心の鏡であって欲しいと願っている。

本書は、死因究明の第一線で四〇年あまり働いてきた経験を振り返り、どうすれば、法医学が、故人や家族の安心、事故や事件の再発防止等の公益に役立つか、そして、冤罪被害をなくせるか、具体的なヒントを提供できればと願って書き始めた。「はじめに」に本書の目標、読者に知っていただきたいことを記した。どれ位、目標が達成できたか、読者の率直な意見をうかがいたい。

今、私は、大阪府監察医事務所の監察医務監として、監察医、職員、警察官と一緒に死因究明の第一線で汗を流している。日々過ごす中で、一見、何の変哲もない突然死であるが、子細に見ると深い意味がある事例が少なくない。二〇一九年に導入されたCTを頻繁に用い、解剖・検査技師、監察医と所見の読み合いや議論をしながら、疑問があると解剖する。すると、しばしば、予想外の所見に驚き、さらに、病理組織や血液の検査を行って、考え、調べ、技師や若い監察医をそそのかして、議論をしながら一緒に論文を書いている。

二〇二一年四月、私の職場でも、それまで、一四件しか見なかった新型コロナウイルス感染症による死者が、一か月で二〇名に達した。その分析を通して一般の認識と違うことも見えている。いっぽうで、社会における孤立化が、新型コロナ感染症によって加速され、「死因不明」とするしかない孤立死が増加している。このように、死因究明は、社会情勢の変化を察知する（かつて、坑道で飼われた）カナリヤの役割も果たしている。

本書の内容は、愛媛大学、大阪大学、山口大学、東京大学、東京医科大学の法医学教室関係者、各都道府県警察や検察の皆様、大阪府監察医事務所の関係者、多くの医療関係者、そして、弁護士さんとの活動の中から生まれた。皆様、そして、喜怒哀楽を共有してくれた妻、執筆の機会をいただいた岩波書店の編集者伊藤耕太郎氏に深謝したい。読者の皆様には、法医学、死因究明、刑事司法、刑事裁判の現状を知っていただき、「見える化」・「根拠に基づく判断」・「連携」による「事件・事故の再発防止のための死因究明」の確立をサポートしていただくことを切望する。

私オリジナルの座右の銘、「人の死を生かす」を記して本書を締めくくりたい。

参考文献

3章　心臓突然死

Tanaka F, Makita S, Ito T et al. Relationship between the seismic scale of the 2011 northeast Japan earthquake and the incidence of acute myocardial infarction: A population-based study. Am Heart J. 2015; 169(6): 861–9.（東日本大震災の際、急性心筋梗塞の発症率が急上昇したことに関する疫学調査）

Shedd OL, Sears SF Jr, Harvill JL et al. The World Trade Center attack: Increased frequency of defibrillator shocks for ventricular arrhythmias in patients living remotely from New York City. J Am Coll Cardiol. 2004; 44(6): 1265–7.（ニューヨーク世界貿易センターのテロ事件後、遠隔地で心室性不整脈が増加した）

Dimsdale JE. Psychological stress and cardiovascular disease. J Am Coll Cardiol. 2008; 51(13): 1237–46.（心理ストレスが心血管疾患の発症にどのように寄与しているかに関する総説）

Yoshida K, Sorimachi Y, Onishi S. Successive cardiac death of brothers in association with stress. Jpn Circ J (Circ J). 1994; 58(5): 369–73.（兄弟連続突然死の症例報告が明らかにする心筋梗塞と心臓突然死の解剖・病理診断と心理ストレスの寄与（ケース9・10））

Yoshida K, Ogura Y, Wakasugi C. Myocardial lesions induced after trauma and treatment. Forensic Sci Int. 1992; 54(2): 181–9.（心臓突然死に多い心筋病変が外因死や治療後にも見られることを解剖例から明らかにした）

ハンス・セリエ、細谷東一郎訳『生命とストレス――超分子生物学のための事例』工作舎、一九九七年。（〃ス

トレス〟概念を樹立し、ストレスに対する生体反応を明らかにしたカナダ人生理学者の著書）

Kuroda R, Harada K, Yoshida K et al. Sudden cardiac death caused by the administration of a β_2-agonist for asthma attack. Int J Cardiol. 2011; 153 (3) : e56–8.（気管支拡張剤（喘息治療薬）がストレス応答に寄与するアドレナリン受容体刺激を通じて心臓突然死を誘発した事例の症例報告（ケース11））

Kobayashi M, Takata Y, Yoshida K et al. A sudden cardiac death induced by sildenafil and sexual activity in an HIV patient with drug interaction, cardiac early repolarization, and arrhythmogenic right ventricular cardiomyopathy. Int J Cardiol. 2015; 179: 421–3.（不整脈素因と薬物相互作用が寄与したＨＩＶ患者の突然死に関する症例報告（ケース12））

Yoshida K, Morimoto A, Makisumi T et al. Cardiovascular, thermal and behavioral sensitization to methamphetamine in freely moving rats. J Pharmacol Exp Ther. 1993; 267 (3) : 1538–43.（覚醒剤反復投与による心血管反応・過高熱の増強の現象を動物実験で再現し、覚醒剤中毒者の急死のメカニズムの一端を友人と一緒に明らかにした論文）

Unuma K, Shintani-Ishida K, Yoshida K et al. Connexin-43 redistribution and gap junction activation during forced restraint protects against sudden arrhythmic death in rats. Circ J. 2010, 74 (6) : 1087–95.（身体拘束による不整脈による突然死を動物実験で再現し、メカニズムを明らかにした大学院生の論文）

Ross DL, Chan T eds. "Sudden deaths in custody" Springer, 2006.（「身体拘束による突然死」に関して、米国の各分野の専門家を結集した編著）

吉田謙一・青木康博「入浴中の予期しない死亡——問題点と対応」『医学のあゆみ』二三三巻六号、四八五—八頁、二〇一〇年。（入浴中の予期しない急死の病態に関する知見と法医学的問題点をまとめた）

日本循環器学会『失神の診断・治療ガイドライン』（二〇〇五―二〇〇六年合同研究班報告）。（入浴中の予期しない急死に神経調節性失神が寄与している証拠を示す循環器学会の指針）

Yoshida K, Harada K, Makisumi T et al. Cardiac arrest after traffic accident induced through vagal reflex in a case with bilateral stenosis of vertebral arteries. Forensic Sci Int. 1995; 72(2): 117–23.（救急医と一緒に迷走神経反射による心停止と診断した事例（ケース23））

4章　その他の予期しない死、突然死

日本循環器学会「肺血栓塞栓症および深部静脈血栓症の診断、治療、予防に関するガイドライン（二〇一七年改訂版）」。（肺塞栓症に関する学会の指針）

Maeda H, Uramatsu M, Yoshida K et al. Lethal ventricular tachycardia triggered after femoral fracture repair in an obese man with insulin-resistant diabetes. Int J Legal Med. 2016; 130(6): 1587–91.（大腿骨骨折手術をきっかけに、既往症のため高カリウム血症を治療できず死亡した事例（ケース43））

Unuma K, Tojo A, Yoshida K et al. Autopsy report on pseudo-Bartter syndrome with renal calcification induced by diuretics and diet pills. BMJ Case Rep. 2009; 2009.bcr12.2008.1380. doi:10.1136/bcr.12.2008.1380.

Saka K, Unuma K, Yoshida K et al. Identification of active ingredients in dietary supplements using non-destructive mass spectrometry and liquid chromatography-mass spectrometry. Forensic Sci Int. 2009; 191(1–3): e5–10.

Tojo A, Unuma K, Yoshida K et al. Localization and mechanism of nephrocalcinosis in pseudo-Bartter's syndrome. Kidney Int. 2010; 77(9): 831.

（やせ薬連続服用に伴う電解質異常による急死症例から生まれた症例報告、薬物分析、病態解析に関する三つ

の論文（ケース44））

Unuma K, Harada K, Yoshida K et al. Autopsy report on central pontine myelinolysis triggered by vomiting associated with digoxin intoxication. Forensic Sci Int. 2010; 194(1–3): e5–8.（嘔吐がきっかけとなり薬物中毒と電解質異常で死亡した例（ケース45））

6章　医療事故調査制度を考える

安福謙二『なぜ、無実の医師が逮捕されたのか――医療事故裁判の歴史を変えた大野病院裁判』方丈社、二〇一六年。刑事医療裁判・刑事司法の実情と専門家鑑定のあり方を示した名著。

出河雅彦『ルポ医療事故』朝日新書、二〇〇九年。代表的な医療刑事事件をわかりやすく解説した名著。都立広尾病院事件やインプラント事件等を含む。

伊藤貴子・信友浩一・吉田謙一「なぜ遺族は病院を訴えるか」『賠償科学』三六号、五三―六三頁、二〇〇九年。

武市尚子・岩瀬博太郎・吉田謙一ら「解剖の情報開示と遺族および社会への対応」『病理と臨床』二四巻六号、六四五―九頁、二〇〇六年。

（司法解剖等に関する情報開示と遺族対応に関する二つの論文）

7章　医療版冤罪事件はどのようにつくられたか

堤晴彦「杏林大学割り箸事件――被告人側の医師証人を経験して感じた刑事裁判の問題点」『判例時報』二三〇一号、七―一二頁。（稀代の医師証人が暴露する刑事司法と刑事裁判の実態）

8章　日本の死因究明制度の問題点

吉田謙一・黒木尚長・河合格爾ら「英日比較　医療関連死・医療紛争対応行政システム1――英国のコロナー制度にみる医療事故対応」『判例タイムズ』一一五二号、七五―八一頁、二〇〇四年。

吉田謙一「キングスカウンティー検死局見学記　Vol. I」『医学のあゆみ』二三四巻九号、八五七―六二頁、二〇一〇年。

吉田謙一「キングスカウンティー検死局見学記　Vol. II」『医学のあゆみ』二三四巻一一号、一〇四三―六頁、二〇一〇年。

吉田謙一・木内貴弘「ビクトリア法医学研究所における事故予防と医療関連死調査の取り組み」『判例タイムズ』一二〇九号、五四―九頁、二〇〇六年。
（英米の死因究明制度に学ぶべきことを、現地調査を基に解説した論文）

9章　死因究明の理想形を求めて

Nakajima M, Takada A, Yoshida K et al. Near-miss of ruptured myocardial infarction and catheter ablation injury associated with lethal cardiac tamponade. Int J Cardiol. 2015; 201: 336–338.（医療事故の判断が心筋梗塞（病死）と訂正された事例（ケース56））

Tamura N, Nagai H, Yoshida K et al. Amniotic fluid embolism induces uterine anaphylaxis and atony following cervical laceration. Gynecol Obstet Invest. 2014; 78(1): 65–8.（日本のトップ産科医たちと出産時の急死に関して新しい病態概念を共有した事例（ケース57））

（いずれも事例検討会から生まれた医学論文）

10章　冤罪事件はこうして起こる
鴨志田祐美『大崎事件と私――アヤ子と祐美の四〇年』ＬＡＢＯ、二〇二一年。
伊東秀子・白取祐司・上野正彦ら『恵庭ＯＬ殺人事件――こうして「犯人」は作られた』日本評論社、二〇一二年。
（弁護士による冤罪事件のドキュメント。冤罪事件関係者の実情を知りたい人に勧める）

法医学の教科書
Saukko P, Knight B "Knight's Forensic Pathology" CRC Press, 2016, Boca Raton, FL.
吉田謙一『事例に学ぶ法医学・医事法〔第3版〕』有斐閣、二〇一〇年。

吉田謙一

1953年生．愛媛大学医学部卒業．医学博士．専門は，法医学，研究分野は，虚血・ストレス・中毒の病態生理学・生化学．

山口大学医学部教授(1992～1999年)，東京大学医学部教授(1999～2014年)，東京医科大学教授(2014～2019年)を歴任．

現在，東京大学名誉教授，大阪府監察医務監．

主な著作に『事例に学ぶ法医学・医事法〔第3版〕』(有斐閣，2010年)．

法医学者の使命 「人の死を生かす」ために
岩波新書(新赤版)1890

2021年8月20日 第1刷発行

著 者 吉田謙一《よしだけんいち》

発行者 坂本政謙

発行所 株式会社 岩波書店
〒101-8002 東京都千代田区一ツ橋2-5-5
案内 03-5210-4000 営業部 03-5210-4111
https://www.iwanami.co.jp/

新書編集部 03-5210-4054
https://www.iwanami.co.jp/sin/

印刷・理想社 カバー・半七印刷 製本・中永製本

ISBN 978-4-00-431890-3 Printed in Japan

岩波新書新赤版一〇〇〇点に際して

ひとつの時代が終わったと言われて久しい。だが、その先にいかなる時代を展望するのか、私たちはその輪郭すら描きえていない。二〇世紀から持ち越した課題の多くは、未だ解決の緒を見つけることのできないままであり、二一世紀が新たに招きよせた問題も少なくない。グローバル資本主義の浸透、憎悪の連鎖、暴力の応酬――世界は混沌として深い不安の只中にある。

現代社会においては変化が常態となり、速さと新しさに絶対的な価値が与えられた。消費社会の深化と情報技術の革命は、種々の境界を無くし、人々の生活やコミュニケーションの様式を根底から変容させてきた。ライフスタイルは多様化し、一面では個人の生き方をそれぞれが選びとる時代が始まっている。同時に、新たな格差が生まれ、様々な次元での亀裂や分断が深まっている。社会や歴史に対する意識が揺らぎ、普遍的な理念に対する根本的な懐疑や、現実を変えることへの無力感がひそかに根を張りつつある。そして生きることに誰もが困難を覚える時代が到来している。

しかし、日常生活のそれぞれの場で、自由と民主主義を獲得し実践することを通じて、私たち自身がそうした閉塞を乗り超え、希望の時代の幕開けを告げてゆくことは不可能ではあるまい。そのために、いま求められていること――それは、個と個の間で開かれた対話を積み重ねながら、人間らしく生きることの条件について一人ひとりが粘り強く思考することではないか。その営みの糧となるものが、教養に外ならないと私たちは考える。歴史とは何か、よく生きるとはいかなることか、世界そして人間はどこへ向かうべきなのか――こうした根源的な問いとの格闘が、文化と知の厚みを作り出し、個人と社会を支える基盤としての教養となった。まさにそのような教養への道案内こそ、岩波新書が創刊以来、追求してきたことである。

岩波新書は、日中戦争下の一九三八年一一月に赤版として創刊された。創刊の辞は、道義の精神に則らない日本の行動を憂慮し、批判的精神と良心的行動の欠如を戒めつつ、現代人の現代的教養を刊行の目的とする、と謳っている。以後、青版、黄版、新赤版と装いを改めながら、合計二五〇〇点余りを世に問うてきた。そして、いままた新赤版が一〇〇〇点を迎えたのを機に、人間の理性と良心への信頼を再確認し、それに裏打ちされた文化を培っていく決意を込めて、新しい装丁のもとに再出発したいと思う。一冊一冊から吹き出す新風が一人でも多くの読者の許に届くこと、そして希望ある時代への想像力を豊かにかき立てることを切に願う。

（二〇〇六年四月）

岩波新書より

法律

治安維持法と共謀罪	内田博文
裁判の非情と人情	原田國男
独占禁止法〔新版〕	村上政博
密着 最高裁のしごと	川名壮志
「法の支配」とは何か 行政法入門	大浜啓吉
会社法入門〔新版〕	神田秀樹
憲法への招待〔新版〕	渋谷秀樹
比較のなかの改憲論	辻村みよ子
大災害と法	津久井進
変革期の地方自治法	兼子仁
原発訴訟	海渡雄一
労働法入門	水町勇一郎
人が人を裁くということ	小坂井敏晶
知的財産法入門	小泉直樹
消費者の権利〔新版〕	正田彬
司法官僚 裁判所の権力者たち	新藤宗幸
名誉毀損	山田隆司
刑法入門	山口厚
家族と法	二宮周平
憲法とは何か	長谷部恭男
良心の自由と子どもたち	西原博史
著作権の考え方	岡本薫
有事法制批判	憲法再生フォーラム編
法とは何か〔新版〕	渡辺洋三
民法のすすめ	星野英一
日本社会と法	渡辺洋三・甲斐道太郎・広渡清吾・小森田秋夫編
日本の憲法〔第三版〕	長谷川正安
憲法と天皇制	横田耕一
自由と国家	樋口陽一
憲法第九条	小林直樹
納税者の権利	北野弘久
小繫事件	戒能通孝
日本人の法意識	川島武宜

カラー版

カラー版 国芳	岩切友里子
カラー版 知床・北方四島	大泰司紀之・本間浩昭
カラー版 西洋陶磁入門	大平雅巳
カラー版 すばる望遠鏡の宇宙	海部宣男・宮下曉彦写真
カラー版 ベトナム 戦争と平和	石川文洋
カラー版 難民キャンプの子どもたち	田沼武能
カラー版 メッカ	野町和嘉
カラー版 シベリア動物誌	福田俊司
カラー版 ハッブル望遠鏡が見た宇宙	野本陽代・R・ウィリアムズ
カラー版 妖怪画談	水木しげる

岩波新書/最新刊から

1882 **グリーン・ニューディール**
―世界を動かすガバニング・アジェンダ―
明日香壽川 著
気候危機の回避とコロナ禍からの回復を果たす唯一の道とは何か。米バイデン政権発足で加速する世界的潮流を第一人者が徹底解説。

1883 **東南アジア史10講**
古田元夫 著
ASEANによる統合の深化、民主化の進展と試練――ますます存在感を高めるこの地域の通史を、世界史との連関もふまえ叙述。

1884 **『失われた時を求めて』への招待**
吉川一義 著
かの不世出の名作は、なにを、どのように語った作品なのか。全訳を達成したプルースト研究第一人者によるスリリングな解説書。

1885 **源氏物語を読む**
高木和子 著
千年を超えて読み継がれてきた長大な物語、その魅力の核心とは？ 一つ一つの巻を丁寧に「読む」ところから本質に迫る。

1886 **日韓関係史**
木宮正史 著
日韓関係はなぜここまで悪化したのか。その謎を解明するため、その歴史を北朝鮮・中国など国際環境の変容も視野にいれ徹底分析。

1887 **異文化コミュニケーション学**
鳥飼玖美子 著
価値観が多様化・複雑化する今、数多くの海外ドラマの具体的なセリフから、異文化コミュニケーションのあり方を改めて問い直す。

1888 **ネルソン・マンデラ**
―分断を超える現実主義者《リアリスト》―
堀内隆行 著
アパルトヘイトと闘い、南ア大統領となったマンデラ。分断の時代に、想像を超える和解を成し遂げた現実主義者の人生を振り返る。

1889 **大岡信**
架橋する詩人
大井浩一 著
戦後を代表する詩人にして、のびやかな感受性と偏りない知性で多彩な批評活動を展開した大岡。その希望のメソッドの全貌に迫る。

(2021. 8)